中草药

速查速用
彩色图鉴

（详解版）

主编　庞颖

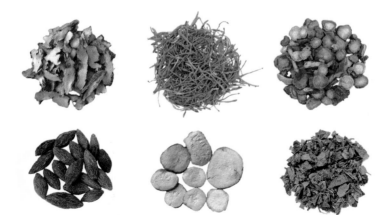

人民卫生出版社

图书在版编目（CIP）数据

中草药速查速用彩色图鉴：详解版 / 庞颖主编. --
北京：人民卫生出版社，2018
  ISBN 978-7-117-25408-3

  Ⅰ.①中…　Ⅱ.①庞…　Ⅲ.①中草药－图谱　Ⅳ.
①R282-64

中国版本图书馆 CIP 数据核字（2017）第 259114 号

人卫智网	**www.ipmph.com**	医学教育、学术、考试、健康， 购书智慧智能综合服务平台
人卫官网	**www.pmph.com**	人卫官方资讯发布平台

中草药速查速用彩色图鉴（详解版）

主　　编：庞　颖
出版发行：人民卫生出版社（中继线 010-59780011）
地　　址：北京市朝阳区潘家园南里 19 号
邮　　编：100021
E - mail：pmph @ pmph.com
购书热线：010-59787592　010-59787584　010-65264830
印　　刷：北京盛通印刷股份有限公司
经　　销：新华书店
开　　本：889×1194　1/32　　印张：9
字　　数：234 千字
版　　次：2018 年 1 月第 1 版　2018 年 1 月第 1 版第 1 次印刷
标准书号：ISBN 978-7-117-25408-3/R·25409
定　　价：49.80 元

内容简介

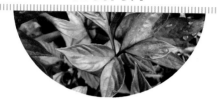

　　本书是一位中医临床药师日常实践的总结与体会，从家庭实用的角度出发，按照功效主治分类，详细解读了14类百余味药食同源中药的性味归经、功效、炮制方法、用法用量、适应证、注意事项、选购秘笈、家用妙方、治病验方与用法详解及食疗养生等方面的内容。既有鲜活的植物照片，也有中药房的中药饮片照片，更有中药材的优劣鉴别图片对比，帮您选购优质中药材。每味中药都活灵活现，特征鲜明，让您全面认识中草药，抓住每味中草药最本质的特性，避免误服误用。本书图文双解，讲解深入浅出，既有屡试屡效的经验方，也有流传于世，功效卓著的食疗养生方，是广大读者自我学习、自我保养的好助手。希望本书能成为中医药爱好者和养生爱好者调理辅养、健体延年、疗疾祛病的好帮手。

前言

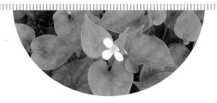

　　中药在我国的应用已有 3000 多年历史，它是我国古代劳动人民在长期生产劳动、生活实践与医疗实践中积累的成果。"神农尝百草"，所谓"尝"，指的就是当时用药都是通过人体自身试验来了解其治疗作用的。中药不仅可用于预防和治疗疾病，它也是一种传统文化，而中药养生更是民族文化的瑰宝，历史悠久且经验丰富，中药养生的形成和发展与中医药学的形成和发展是同步的。千百年来，人们在中医药理论和实践的指导与启发下，将有药用功效的食物、适当的中药与普通食材相结合，运用各种烹调技术，制成具有形、色、香、味、特定功效的食物来服用，以此达到养生的目的。这种养生方法，深受民众的欢迎。

　　随着时代的发展，中药养生和应用得到了前所未有的发展，民众在防治疾病和保健养生中越来越重视中药养生的应用。中药除了具有治疗疾病的功效，还具有预防疾病、强健身体、延年益寿的作用。利用食物和中药来防治疾病、增寿延年已有悠久的历史。《黄帝内经·素问》中记载："圣人不治已病治未病，不治已乱治未乱，病已成而后药之，乱已成而后治之，譬犹渴而穿井，斗而铸锥，不亦晚乎！"这说明疾病的预防十分重要，不能等到疾病发生以后再去治疗，而是应该在日常生活中注重饮食、起居、精神等方面的调养，进行适当的文体活动，再加之中药养生，从而达到防病于未然、养生延年益寿的目的。

从古至今，无论是帝王将相，还是平民百姓，都希望自己能够体健长寿、青春永驻。为了达成这个愿望，人类也进行了不懈的努力和探索。现代医学研究表明，人体的衰老是一个复杂而又缓慢的过程，是各个脏腑功能逐渐衰退的过程。采用适宜中药养生疗法，可以起到祛病防病、调和阴阳、调理气血、协调脏腑功能的作用，从而祛除病痛、延缓衰老、益寿延年。有些人认为，养生只是中老年人和病人的专利，殊不知人的衰老是贯穿于人体生命各个阶段的，这种认识是很不全面的。无论是先天不足、素体虚弱、慢病缠身、病后体虚、产后虚弱，还是健体防病、养生抗老，都可以根据自身的情况选择中药养生。还有些人认为，只有在冬季才需要养生，哪里知道这种想法也是片面的。每个季节都有各自的气候特点，人体在春、夏、秋、冬也有各自易出现的问题，例如春季易过敏、夏季湿热盛、秋季易燥咳、冬季流感多发等。因此，根据自身的身体状况，在不同的季节进行适当的养生调理，是有必要的，也是有利于身体健康的。

　　国家经济繁荣富强，民众的文化水平及生活水平也在不断提高，越来越多的人开始注重中药养生之道。作为一名中药学工作者，能够将自己所学知识运用到写作中，为广大读者在中药养生方面提供些许帮助，我感到万分荣幸。本书内容力求简洁、明确、具体，文字力求清新、通俗、易懂，但纰漏之处在所难免，恳请广大读者斧正。

中国中医科学院西苑医院　庞颖

2018 新年伊始于北京

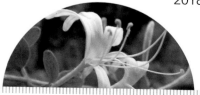

目录

解表药

2	**紫苏叶**	叶面上绿下紫，解表宽中安胎
4	**生姜**	家家都有的散寒止呕圣药
6	**香薷**	专治暑月感冒的香草
8	**白芷**	走阳明，通鼻窍，止疼痛
10	**薄荷**	质轻解表，辛凉散热
12	**菊花**	散肺热，平肝阳，黄菊白菊各有专长
14	**葛根**	兼治高血压的解表药
16	**淡豆豉**	可食可药，解表除烦

清热药

20	**知母**	入肺、胃、肾三经的清热泻火药
22	**天花粉**	中药里的格列本脲（优降糖）
24	**决明子**	明目佳品，润肠能手
26	**金银花**	专治细菌／病毒感染的漂亮小花
28	**蒲公英**	乳痈终结者，解毒力量强
30	**鱼腥草**	专入肺经，利尿消痈
33	**马齿苋**	可以当菜吃的清热解毒药
36	**青果**	咽喉炎／口腔炎／齿龈炎的克星
38	**地黄**	气阴两虚 2 型糖尿病的首选
41	**玄参**	虽然叫"参"却不补，凉血润燥兼泻火

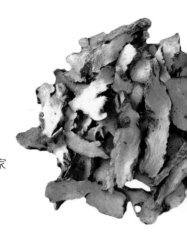

| 44 | **牡丹皮** | 凉血活血两不误 |
| 46 | **赤芍** | 血液的活力分子 |

祛风湿药

| 50 | **木瓜** | 我不是水果，我是祛湿专家 |
| 52 | **丝瓜络** | 全身布网格，善祛风通络 |

化湿药

56	**广藿香**	鲜品清化暑湿，干品和胃止呕
58	**佩兰**	别名"醒头草"，化湿醒脾我最行
61	**苍术**	温燥辛烈，祛湿力强
64	**砂仁**	行气安胎两不误，化湿和胃止泻吐

利水渗湿药

68	**茯苓**	不是淀粉而是菌，利水健脾保睡眠
70	**薏苡仁**	健脾除湿又排脓，药食两用功效同
73	**赤小豆**	被李时珍称为"心之谷"的利水药
75	**冬瓜皮**	解暑热，利水液，不可小觑
77	**车前子**	辨别清浊治腹泻，利水不是我唯一的本领

温里药

82	**肉桂**	治命门火衰之要药
85	**吴茱萸**	肝寒气滞就找我
88	**花椒**	香飘万里家家有，既是佐料又是药
91	**小茴香**	身小力不小，治疝气如神

理气药

96	**陈皮**	芳香醒脾行气滞，燥湿和中兼化痰
98	**薤白**	别名小根蒜，通阳治胸痹
101	**佛手**	辛温苦燥，疏肝调胃
104	**玫瑰花**	芳香怡人把郁解，醒脾和胃兼活血

消食药

108	**山楂**	消食化瘀两不误
111	**麦芽**	专治米面薯芋所致食积
114	**莱菔子**	萝卜种子一粒粒，降气化痰止咳喘
117	**鸡内金**	消食消石

止血药

| 122 | **槐花** | 只闻五月槐花香，不知槐花把药当 |

| 125 | 三七 | 入心肝经走血分，止血化瘀疗外伤 |
| 128 | 白及 | 内服收敛止血，外用消肿生肌 |

活血化瘀药

132	川芎	血中气药就是我
135	丹参	一味丹参饮，功同四物汤
138	益母草	并非女人专用药
141	骨碎补	伤科要药，续筋接骨

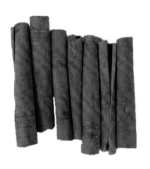

化痰止咳平喘药

146	川贝母	大众最熟悉的清热化痰药
149	桔梗	入药苦桔梗，肺经之要药
152	胖大海	上利咽喉，下润肠道
154	白果	敛肺定喘化痰，收涩止带缩尿

安神药

158	酸枣仁	益肝血，养心神
160	柏子仁	养心安神，润肠通便
162	灵芝	安神益寿的仙草
164	首乌藤	补血养心可安神，藤茎入药善祛风

补虚药

168	**人参**	根似人形补元气，虚劳内伤第一药
170	**西洋参**	外来的凉性补益药
172	**党参**	脾肺气虚证的首选
174	**太子参**	药力和缓的清补佳品
176	**黄芪**	补气之长，疮痈圣药
179	**白术**	香气浓郁健脾胃，止汗安胎兼利水
182	**山药**	并补脾肺肾三脏
184	**白扁豆**	化脾湿，消暑湿
186	**甘草**	别名国老，调和百药
189	**大枣**	调补脾胃的常用辅药
191	**蜂蜜**	晶莹剔透的食疗佳品
193	**鹿茸**	雄鹿幼角来入药，益精填髓显功效
196	**巴戟天**	补肾助阳益精，强筋健骨祛风
199	**杜仲**	本为粗树皮，入药显神通
202	**肉苁蓉**	沙漠人参，益肾润肠
205	**菟丝子**	水中可吐丝，补肾又养肝
208	**冬虫夏草**	众人为之高原跑，价格昂贵效堪夸
211	**当归**	补血活血一良药
214	**熟地黄**	酒制之后药性改，填精益髓补虚劳
216	**何首乌**	补肾乌发一法宝
219	**白芍**	芍药花开芳满园，根主肝脾阴血虚
222	**阿胶**	血肉有情驴皮熬，补血佳品价更高

225	龙眼肉	味美香甜，补心益脾
227	北沙参	妙补肺胃阴虚
229	百合	甘寒清心，润肺养阴
231	麦冬	滋养清润除心烦
233	石斛	作花赏心悦目，作药养胃滋肾
236	玉竹	葳蕤一美人，入药养肺胃
238	黄精	甘甜美味的补阴药
241	枸杞子	最普及的补益中药
243	女贞子	形似肾脏，以形补形
246	桑椹	小小一粒黑果穗，滋阴补血生津液
248	黑芝麻	肝肾并补，精血共益
251	龟甲	腹甲背甲皆入药，益肾健骨安心神
254	鳖甲	腹甲作药八肋骨，滋阴潜阳退虚热

收涩药

258	五味子	一果具五味，补益兼收敛
261	乌梅	味酸性平敛功强，安蛔止痛消疮毒
263	肉豆蔻	玉果肉果都指它，温中暖胃固大肠
265	山茱萸	阴虚阳虚皆可用，固精缩尿益肝肾
267	覆盆子	固肾与膀胱的良品
270	金樱子	状如石榴而长，收涩之力较强
272	芡实	别名"鸡头米"，固精止带行

解表药

性效 解表药大多味辛、质轻，入肺经、膀胱经为主。善走肌表，能疏解肌腠，促使汗出，使外邪从汗而解，发散表邪，表证可除。部分解表药还兼有开宣肺气、止咳平喘、透疹、利水消肿、祛风止痛、消痈等功效，可用于治疗咳嗽气喘、水肿、风疹、痹痛、头痛、身痛、疮疡初起等。

分类 根据解表药的药性、功效及主治证分为两类。

1. **辛温解表药** 药性温，味多属辛，亦称发散风寒药。功能发散风寒，主治风寒表证，症见恶寒重，发热，无汗，头身痛，鼻塞流涕，苔薄白，脉浮紧。如书中介绍的紫苏叶、生姜、香薷、白芷。

2. **辛凉解表药** 药性凉，以辛味为主，亦称疏散风热药。功能疏散风热，主治风热表证或温病初起，症见发热重，恶寒轻，咽干，咽痛，口渴，苔薄黄，脉浮数。如书中介绍的薄荷、菊花、葛根、淡豆豉。

凡以发散表邪、解除表证为主要功效的药物称为解表药，也叫发表药。

表证指感受风、寒、温热等外邪引起的病证，常见证型有风寒表证和风热表证。

 使用注意

1. 解表取汗，邪随汗解，以微微汗出为宜，不可多汗或大汗淋漓。

2. 阳虚、表虚自汗、阴虚盗汗发热，久病体虚、疮痈、淋证、失血等证，应慎用或禁用。

3. 气血虚弱、津亏失血而有表证虚汗者，应配合益气助阳、养阴生津等扶正之品。

4. 外感病表邪已解，邪已入里，不宜用解表药。

5. 解表药大多气味芳香，含挥发性物质，为保全药效，不宜久煎。宜温服，服后盖衣被，促微汗而解表邪。

紫苏叶

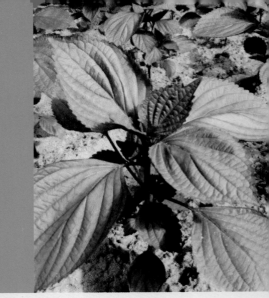

《本草纲目》记载：『行气宽中，消痰利肺，和血，温中，止痛，定喘，安胎。』

【性味归经】辛，温。归肺、脾经。

【功能主治】解表散寒，行气和胃。用于风寒感冒，咳嗽呕恶，妊娠呕吐，鱼蟹中毒。

【炮制方法】除去杂质和老梗；或喷淋清水，切碎，干燥。

【用法用量】多用生品，水煎服，5～10克。不宜久煎，治疗感冒应温服。

【使用注意】适用于风寒感冒轻证，气滞之胎动不安，以及中焦气滞脘腹胀满、恶心呕吐。需注意以下几点：❶ 外感风热或温病卫分证忌用；❷ 气虚、表虚不固者慎用；❸ 溃疡病、糖尿病患者不宜大量或长期服用。

【选购秘笈】紫苏叶一定要在夏季枝叶茂盛时采叶，叶片两面紫色或上表面绿色，下表面紫色。以叶片大、无枝梗、香气浓郁者为佳品。为保持药效，请存放于阴凉干燥处。另有白苏叶，功效与紫苏叶略有差异，应注意区分。白苏叶叶片下表面有多数凹陷小点。

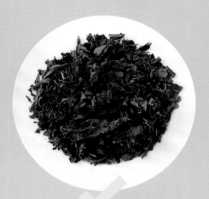 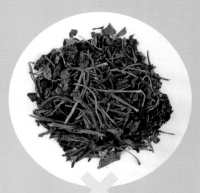

优质紫苏叶　　　　质差紫苏叶——叶梗（非药用部位）过多

家用妙方

经验方：治风寒感冒

　　生姜洗净去皮、切丝；紫苏叶洗净、沥干。一并装入茶杯内，加适量开水，加盖浸泡 5～10 分钟，再放入红糖，搅匀即可。当茶饮用，每日 2 次，热服。

食疗养生

紫苏叶鱼片汤
暖胃和中，解表祛湿

紫苏叶 10 克，砂仁 5 克，鲫鱼 100 克。生姜 5 片，盐、酱油、味精、香菜各适量。

　　将香菜洗净切段；紫苏叶洗净，切丝。鱼肉洗净切薄片，用盐、姜片、紫苏叶丝、酱油拌匀，腌渍 10 分钟。锅内放水煮沸，放入腌好的鱼片、砂仁，煮熟，最后加盐、味精，撒香菜即可。适用于风寒感冒及妊娠呕恶。风热感冒者忌食。

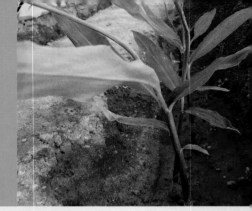

生姜

《本草纲目》记载：「生用发散，熟用和中。解食野禽中毒成喉痹。浸汁，点赤眼。捣汁和黄明胶熬，贴风湿痛。」

【性味归经】辛，微温。归肺、脾、胃经。

功能主治 解表散寒，温中止呕，化痰止咳，解鱼蟹毒。用于风寒感冒，胃寒呕吐，寒痰咳嗽，鱼蟹中毒。

炮制方法 除去杂质，洗净。用时切厚片。

用法用量 用鲜品，水煎服，3～10克，亦可捣汁服；外用捣敷穴位或炒热熨、擦患处。不宜久煎，治疗感冒应温服。

使用注意 生姜适用于风寒感冒、胃痛、呕吐患者，使用时需注意以下两点：❶ 阴虚内热及热盛者忌用；❷ 表虚自汗者忌用。

选购秘笈 生姜并非越鲜嫩越好，过于鲜亮的生姜可能用硫黄熏过。优质的生姜比较干，颜色发黄，皮不易搓落，闻起来姜特有的香味很浓，尝一尝辛辣十足。硫黄熏过的生姜颜色浅，皮易掉，闻着有异味或硫黄味，口尝姜味不浓。姜应该存放于阴凉潮湿处，或埋入湿砂中，防冻。不要把生姜放入冰箱冷冻室贮存，会影响疗效。

家用妙方

经验方 1：温中和胃，降逆止呕

鲜姜 60 克，醋、红糖各适量。

　　将鲜姜洗净切片，以醋浸泡一昼夜。用时取姜 3 片，加红糖，用沸水泡 5 分钟即可。适用于食欲不振、反胃呕吐以及由胃寒引起的胃脘痛等。阴虚热盛者忌服。

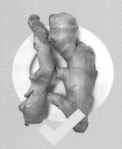 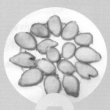 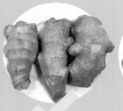 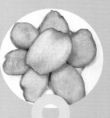

| 优质生姜 | 优质生姜片 | 一般生姜 | 一般生姜片 |

家用妙方

经验方 2：消炎、杀菌

老姜 50 克，陈茶叶、艾叶各 6 克，紫皮大蒜 2 头，食盐少许。

将老姜、陈茶叶、艾叶、紫皮大蒜一起放入锅中，加适量水浸泡 30 分钟。再酌情加少量水，煎煮 20 分钟，滤出药汤。外洗患处，可用于缓解神经性皮炎。

食疗养生

姜汁豇豆
益气健脾，开胃和中

豇豆角 400 克，香油 50 毫升，生姜（取汁）80 克，蒜泥、芥末汁各适量。

先将豇豆角洗净，除去蒂、筋，切成段，入沸水锅中，在大火上煮至断生，即可捞起，趁热撒上精盐和匀，晾凉后沥去水分。再将生姜去皮，洗净，捣碎取其汁，蒜捣烂做成蒜泥。食用时将酱油、醋、食油、姜汁、蒜泥、芥末汁、味精调匀，加入豇豆盘中拌匀即可。适用于脾虚食欲差，脘腹胀满，大便溏泻等症。有实热者忌服。

香薷

《名医别录》记载：

「主霍乱，腹痛吐下，散水肿。」

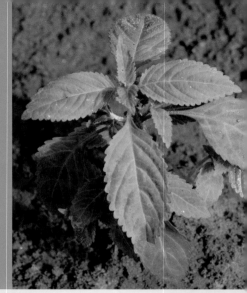

【性味归经】辛，微温。归肺、胃经。

功能主治 发汗解表，化湿和中。用于暑湿感冒，恶寒发热，头痛无汗，腹痛吐泻，水肿，小便不利。

炮制方法 除去残根和杂质，切断。

用法用量 用生品，水煎服，3～10克。用于解表，不宜久煎，煎汤后热服易引起呕吐，故凉服为宜。

使用注意 香薷尤适用于夏月风寒感冒及湿滞中焦引起的肠胃炎，使用禁忌如下：❶ 表虚有汗、风热、暑热、阴伤证当忌用；❷ 孕妇及哺乳期妇女慎用。

选购秘笈 香薷又分青香薷和江香薷。青香薷以茎基部紫红色、叶青绿色、香气辛烈者为佳。江香薷以枝嫩、花穗多、香气浓郁者为佳。香薷常见伪品是土香薷，其与香薷最大的区别点在于：叶片两面均有棕黑色的腺点，无辛凉气味。

家用妙方

经验方：祛暑化湿，健脾宽中

香薷 10 克，厚朴 5 克，白扁豆 6 克。

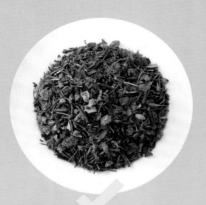
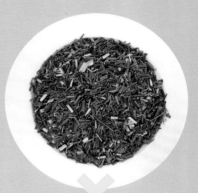

优质香薷　　　　　　　　　质差香薷（花穗过少的香薷）

　　先将香薷、厚朴洗净剪碎，白扁豆炒黄捣碎。再把3味药一起放入保温杯中，用沸水冲泡，加盖温浸30分钟。代茶频服。得汗后即减为日服2次。适用于暑月感冒、腹痛下痢，多有良效。非暑湿感冒忌用。

食疗养生

香薷粥
解表化湿，利水消肿

香薷10克，粳米100克，白糖适量。

　　将香薷洗净，放入锅中，加清水适量，煎煮取汁，备用；把粳米放入锅中，加入香薷汁和适量水，煮粥，待粥熟时加入白糖，再煮一二沸即成。每日1~2剂，持续3~5天。可发汗解表，祛暑化湿，利水消肿。适用于夏季外感于寒，内伤暑湿所致的暑湿表证，水肿，小便不利等。

白芷

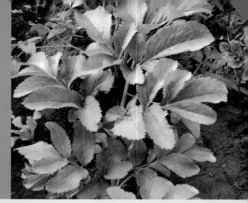

《本草纲目》记载：

「治鼻渊、鼻衄、齿痛、眉棱骨痛，大肠风秘，小便出血，妇人血风眩晕，翻胃吐食，解砒毒、蛇伤，刀箭金疮。」

【性味归经】辛、温。归胃、大肠、肺经。

功能主治 解表散寒，祛风止痛，宣通鼻窍，燥湿止带，消肿排脓。用于感冒头痛，眉棱骨痛，鼻塞流涕，鼻衄，鼻渊，牙痛，带下，疮疡肿痛。

炮制方法 除去杂质，大小分开，略浸，润透，切厚片，干燥。

用法用量 用生品，水煎服，3～10克。外用适量，煎汤宜温服。

使用注意 白芷适用于感冒、头痛、牙痛、鼻窦炎、妇科炎症等病症，需注意以下几点：❶ 阴虚血热者忌服；❷ 高血压患者慎服；❸ 孕妇慎用。

选购秘笈 白芷切片后断面为白色或灰白色，粉性强，有一条棕色的环纹（近方形或近圆形），同时散有许多棕色小点。以粗壮、质地坚实、体重、粉性足、香气浓郁者为佳品。白芷常见伪品是香白芷，也具有芳香气，但粉性差，味道辣而苦。白芷易生虫，应注意防蛀。

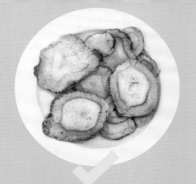
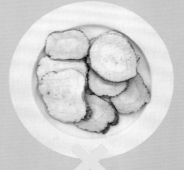

优质无硫白芷　　　　　硫熏白芷

家用妙方

经验方：祛风止痛，清热燥湿

白芷 15 克，黄芩 15 克，绿茶 10 克，蜂蜜适量。

将白芷、黄芩打碎，备用。把打碎的药放入杯中，加入绿茶，用沸水冲泡，加盖焖 20 分钟。稍凉后调入蜂蜜，即可饮用。不拘时代茶饮，1 日内饮完。适用于湿热痰蕴型高血压引起的头痛、头晕以及三叉神经痛。脾胃虚寒者不宜服用。

食疗养生

川芎白芷鱼头汤
健脑益智，补肾养血

鱼头 1 个，猪瘦肉 150 克，川芎 3 克，白芷 5 克，山药 5 克，枸杞子 5 克，党参 10 克。

先将猪瘦肉用沸水氽烫，再将鱼头和氽过的猪肉过油煎炒。然后往汤罐中加入高汤或开水，煮沸，水开后将鱼头和猪瘦肉放到汤罐中。再把洗净的药料也放入汤罐中，文火煮 90 分钟，出锅前加入盐、味精、鸡精等调料，即可食用。适用于肾精亏损引起的失眠多梦，记忆力下降。有实证者忌服。

薄荷

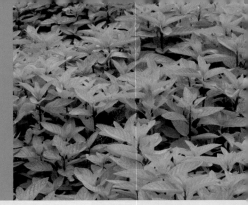

《本草纲目》记载：「利咽喉，口齿诸病。治瘰疬，疮疥，风瘙隐疹。捣汁含漱，去舌苔语涩；挪叶塞鼻，止衄血，涂蜂螫蛇伤。」

【性味归经】 辛，凉。归肺、肝经。

功能主治 疏散风热，清利头目，利咽，透疹，疏肝行气。用于风热感冒，风温初起，头痛，目赤，喉痹，口疮，风疹，麻疹，胸胁胀闷。

炮制方法 除去老茎和杂质，略喷清水，稍润，切短段，及时低温干燥。

用法用量 多用生品，水煎服，3～6克，入群药需后下。鲜品可适当加大剂量。

使用注意 薄荷用于感冒、麻疹、皮肤过敏属风热表证者，或肝气郁结所引起的胁肋疼痛、肠胃炎。需注意以下几点：❶ 体虚多汗者不宜使用；❷ 阴虚、久咳、自汗、风寒感冒不宜使用；❸ 高血压患者慎用；❹ 孕妇、产妇、哺乳期妇女不宜使用。

选购秘笈 薄荷以干燥条匀、叶密、香气浓郁者为佳。薄荷常见的伪品是留兰香，两者的区别点在于：薄荷揉搓后有特殊清凉香气，味辛凉；留兰香叶揉搓后有特殊悦人香气，似鱼香气，味辛，无凉感。另外，留兰香的叶脉向下凹陷。

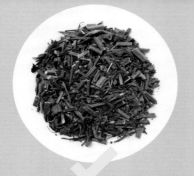
优质薄荷

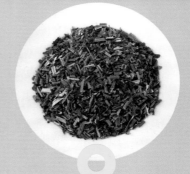
一般薄荷

家用妙方

经验方：清肺止咳，解毒利咽

薄荷 9 克，生甘草 3 克，白砂糖适量。

　　将甘草洗净，放入砂锅中，加水 500 毫升，煎沸 20 分钟；再将洗净的薄荷加入，煮沸 5 分钟，去渣取汁，加入白糖搅匀即可。适用于咳嗽、咽喉痒痛、声音嘶哑。风寒感冒者不宜服用。

食疗养生

薄荷柠檬茶
疏散风热，提神醒脑

黄柠檬 40 克，新鲜薄荷叶 30 克。蜂蜜、开水各适量。

　　将黄柠檬洗净杂质，再沥干水分，切成薄片，备用。将新鲜薄荷叶用清水洗净，揉碎，备用。取一个干净的茶杯，放入揉碎的薄荷叶，撒上柠檬片。往杯中注入适量开水，加入适量蜂蜜，搅拌均匀，浸泡 2 分钟至有香味散出。趁热饮用即可。风寒感冒者不宜食用。

菊花

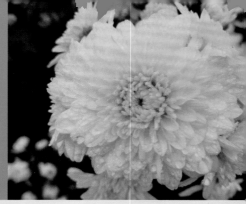

《本草纲目》记载：「治头目风热，风旋倒地，脑骨疼痛，身上一切游风令消散，利血脉，并无所忌。」

【性味归经】甘、苦，微寒。归肺、肝经。

功能主治 散风清热，平肝明目，清热解毒。用于风热感冒，头痛眩晕，目赤肿痛，眼目昏花，疮痈肿毒。

炮制方法 9~11月花盛开时分批采收，阴干或焙干，或熏、蒸后晒干。按产地和加工方法不同，分为"亳菊""滁菊""贡菊""杭菊""怀菊"。

用法用量 用生品，水煎服，5~10克。亦可代茶饮，每次3~6朵。

使用注意 菊花多用于治疗风热引起的感冒、咳嗽，及肝阳上亢引起的高血压、视力减退。需注意以下几点：❶ 外感风寒、脾胃虚寒不宜用；❷ 气虚头痛、眩晕不宜用；❸ 孕妇不宜大量长期使用。

选购秘笈 各种菊花均以身干、花朵整齐、不散瓣、不变色、香气浓者为佳。市场上较为常见的有白菊花和黄菊花，两者功效各有所长，还应根据需求进行选购。白菊花散风清热、止痛力强，感冒头痛用白菊花；黄菊花长于平肝、清热明目，头晕、目眩用黄菊花。菊花易生虫，应密闭保存，防霉，防蛀。

家用妙方

经验方 1：祛除体内湿热

枸杞子 10 克，菊花 5 克，绿茶 1 袋。

　　将枸杞子洗净，沥干备用；将菊花洗净，沥干备用。再将枸杞子、菊花、绿茶包一起放入茶杯中。往茶杯中倒入适

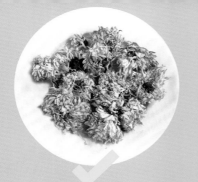

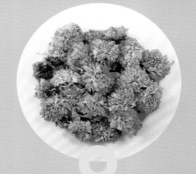

优质无硫白菊花　　　　　　　黄菊花

量沸水，加盖闷泡 15 分钟。滤渣取汁后即可饮用。适合体内有湿热者。风寒感冒、脾胃虚寒者忌食。

经验方 2：利水祛湿，清热解暑

菊花 5 克，茯苓 6 克，绿茶 2 克。

　　将茯苓洗净磨粉备用；菊花、绿茶分别洗净。将茯苓粉、菊花、绿茶放入杯中，用 300 毫升左右的开水冲泡，即可饮用。用于夏季中暑，脾胃虚弱。小便频者慎用。

食疗养生

菊花双萝丝
缓解麻疹

鲜菊花少许，白萝卜、胡萝卜各 200 克。盐 3 克，醋 5 克，白糖 10 克。

　　将鲜菊花洗净，沥干水分，备用。白萝卜洗净，切丝，倒入沸水锅中焯水，装盘；胡萝卜洗净，切丝，倒入沸水锅中焯水，装入白萝卜的盘中。两种萝卜丝加盐腌渍 5 分钟。调入适量白糖、醋拌匀，最后再撒上菊花即可食用。本品有减轻麻疹病情之效，尤其是发热、上呼吸道感染等症状。

葛根

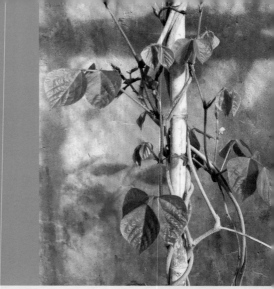

《神农本草经》记载：
「主消渴，身大热，呕吐，诸痹，起阴气，解诸毒。」

【性味归经】甘、辛，凉。归脾、胃、肺经。

功能主治 解肌退热，生津止渴，透疹，升阳止泻，通经活络，解酒毒。用于外感发热头痛，项背强痛，口渴，消渴，麻疹不透，热痢，泄泻，眩晕头痛，中风偏瘫，胸痹心痛，酒毒伤中。

炮制方法 除去杂质，洗净，润透，切厚片，晒干。

用法用量 多用生品，水煎服，10～15克。

使用注意 葛根疗效较广泛，可用于感冒发热、颈椎病、肠炎、消化不良、糖尿病、中暑、高血压等病症。需注意以下几点：❶ 表虚多汗、脾胃虚寒证不宜用；❷ 风寒感冒发热项强不宜单用；❸ 低血压者慎用。

选购秘笈 葛根多为浅黄棕色的厚片或方块，质韧，纤维性强。无明显气味。以质地坚实，粉性足，纤维少者为佳。另有一种粉葛，黄白色方块状，体重，质硬，富粉性，纤维性逊于葛根。二者功效相似，但葛根中所含葛根素（有效成分）高于粉葛，所以一般认为葛根功效比粉葛强。另有葛根伪品苦葛根，也具有很强的纤维性，但无粉性，味道苦，有毒。

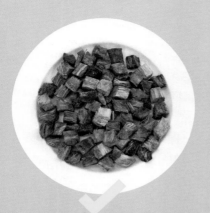

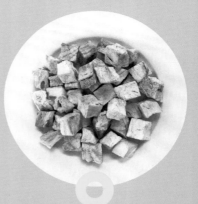

优质野葛　　　　　　　　　　粉葛

家用妙方

经验方：止眩晕

黄芪 30 克，葛根 15 克，桃仁 10 克，当归 10 克，红花 10
克，川芎 10 克，赤芍 10 克，天麻 10 克。

　　以上药物用清水洗净，加适量水浸泡半小时，再分 2 次
煎煮取汁，合并煎液服用。每日 1 剂，分早、晚服用。适用
于椎 – 基底动脉供血不足型眩晕。

食疗养生

地瓜葛根汤
治流行性感冒

鲜地瓜 100 克，葛根 50 克。

　　将鲜地瓜洗净切片，和葛根一起放入锅中，加适量水同
煮，煮至地瓜烂熟、葛根熟软，即可饮汤。本汤发表解肌、
解热生津，对流行性感冒有良好的防治作用，四季皆可用。

淡豆豉

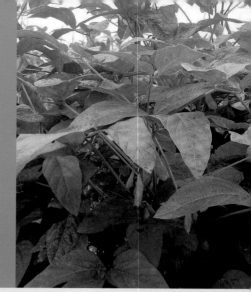

《本草纲目》记载：「下气，调中。治伤寒温毒发痘，呕逆。」

【性味归经】苦、辛，凉。归肺、胃经。

功能主治 解表，除烦，宣发郁热。用于感冒，寒热头痛，烦躁胸闷，虚烦不眠。

炮制方法 用桑叶、青蒿的共同煎液，拌入净大豆，待吸尽后，蒸透，取出，稍晾，再用煎过的桑叶、青蒿渣覆盖，闷使发酵至黄衣上遍时，取出，除去药渣，洗净，置容器内再闷15～20天，至充分发酵、香气溢出时，取出，略蒸，干燥，即得。

用法用量 用生品，水煎服，6～12克。

使用注意 淡豆豉药性平和，治疗表证需与其他发汗解表药同用。过敏体质者慎用。

选购秘笈 淡豆豉表面黑色，皱缩不平。质柔软，断面棕黑色。气香，味微甘。以色黑、附有膜状物者为佳。因是发酵加工品，易生虫，尽量贮存在干燥通风处。

家用妙方

经验方：解表，发汗，除烦

连须葱白30克，淡豆豉10克，生姜5克，黄酒30克。

葱洗净切段；生姜洗净轧破；豆豉除去杂质。将以上三

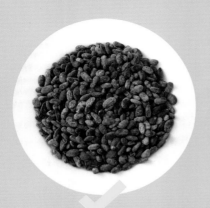

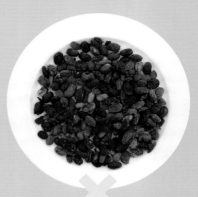

优质淡豆豉

质差淡豆豉

味药入锅，加水 500 毫升，煮沸，放入黄酒，去渣取汁。热服取汗。适用于风寒感冒、头痛无汗、胸中烦闷等症。

食疗养生

豉香山药条
治手足口病

山药 350 克，青椒 25 克，红椒 20 克，淡豆豉 45 克，蒜末、葱段各少许。盐、鸡粉、白醋、食用油适量。

将红椒洗净，切粒；青椒洗净，切粒；山药洗净去皮，切条。锅中加水烧开，放入少许白醋、盐，倒入山药煮约 1 分钟，至其断生后捞出，沥干水分。锅中注油烧热，倒入适量豆豉，加葱段、蒜末爆香，放入青椒、红椒炒匀。再放入山药条翻炒，加盐、鸡粉调味，起锅装盘即可。本品可提高人体免疫力，缓解手足口病。

清热药

性效 清热药药性寒凉，味多苦寒。归肺、胃、心、肝诸经。通过清热、泻火、凉血、解毒、滋阴、潜降等功效，达到清热愈病的目的。主要用治温热病之高热烦渴、湿热泻痢、温毒发斑、痈肿疮毒及阴虚发热等里热证。

分类 根据清热药的功效及其主治证可分为清热泻火药、清热燥湿药、清热解毒药、清热凉血药、清虚热药五类。书中主要介绍了清热泻火药、清热解毒药及清热凉血药。

1. **清热泻火药** 性味多甘寒或苦寒，以清解温热毒邪留恋于气分的实热证及脏腑火热证为主，症见高热、烦渴引饮、汗多、谵语、舌红、苔黄燥、脉洪大或滑数。如书中介绍的知母、天花粉、决明子。

2. **清热解毒药** 性味多苦寒，能清解血中热毒，消散痈肿，具有抗菌、抗病毒或消炎作用，适用于热毒炽盛之痈肿疮疡、丹毒、咽喉肿痛及热毒痢疾等感染性疾患。如书中介绍的金银花、蒲公英、鱼腥草、马齿苋。

凡药性寒凉，以清解里热、治疗里热证为主要功效的药物，称为清热药。

里热证包括气分实热证、血分实热证、气血两燔证、脏腑火热证、湿热证、热毒证和虚热证。

3. **清热凉血药** 性味多苦甘或咸寒，能治疗热入营分和血分所致的实热证。如温热病热入营分，热灼营阴，心神被扰，症见舌绛、身热夜甚、心烦不寐、脉细数，甚则神昏谵语、斑疹隐隐；热陷心包，症见神昏谵语、舌謇肢厥，舌质红绛；热盛迫血，症见舌色深绛、吐血衄血、尿血便血、斑疹紫暗、躁扰不安，甚或昏狂等。如书中介绍的地黄、玄参、牡丹皮、赤芍。

使用注意

1. 分清表里虚实，表证发热应解表，里实热证可清里，阴虚内热宜滋阴清热，气虚发热宜甘温除热，表里俱热，先解表或表里双解。

2. 辨明热在气、营、血分，热在气清气，入营清营泄热，入血清热凉血。

3. 区别脏腑，根据所涉及脏腑，配伍其他药物。

4. 清热药多苦寒，易损伤脾胃之阳气，不宜久服；应以"凉而勿伤，寒而勿凝"为投药标准，或辅以健脾胃药。

5. 脾胃虚寒、纳呆、肠滑易泻者应慎服。

知母

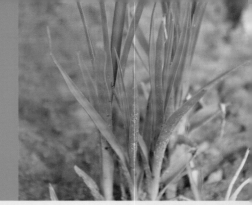

《本草纲目》记载：「安胎，止予烦，辟射工、溪毒。泻肺火，滋肾水，治命门相火有余。」

【性味归经】 苦、甘，寒。归肺、胃、肾经。

功能主治 清热泻火，滋阴润燥。用于外感热病，高热烦渴，肺热燥咳，骨蒸潮热，内热消渴，肠燥便秘。

炮制方法 除去杂质，洗净，润透，切厚片，干燥，去毛屑。

用法用量 多用生品，水煎服，6～12克。

使用注意 知母适用于肺胃实热，阴虚火旺者。需注意以下几点：❶ 脾虚便溏者不宜用；❷ 低血糖患者、出血性疾病及有出血倾向者不宜长期大量使用；❸ 孕妇不宜长期大量服用。

选购秘笈 知母以条肥大、滋润、质地坚实、色黄白、嚼之发黏者为佳。有不法商贩用鸢尾冒充知母，鸢尾颜色比知母深，质地比知母硬，嚼之无黏性。知母味微甘，略带苦味；鸢尾味道以苦味为主。

家用妙方

经验方 1：治肥胖症

知母、黄柏各 9 克，生地黄、山药、泽泻各 3 克，山茱萸 9 克，茯苓、牡丹皮各 15 克，栀子 9 克。

　　将以上药物洗净，放入砂锅内，加适量清水浸泡半小时，煎煮 2 次取汁服用。每日 1 剂，日服 3 次。或将药物共研为粗末，放入保温杯中，用沸水冲泡即可。代茶饮用。本方滋阴降火、益肾消脂，适用于阴虚内热型肥胖症。

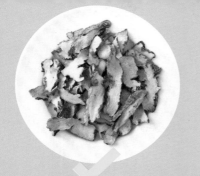

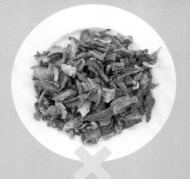

清 热 药

优质知母   质差知母

家用妙方

经验方 2：滋阴益肾，活血解毒

知母、黄柏各 9 克，生地黄、熟地黄各 12 克，赤芍、白芍各 9 克，丹参 30 克，淫羊藿 15 克，牡丹皮、车前子（包煎）各 9 克，金银花 30 克，甘草 6 克。

　　将以上药物洗净，放入砂锅，加适量清水浸泡半小时，煎煮 2 次取汁服用。每日 1 剂，分 2 次服用。适用于精液不液化所致的不育。

食疗养生

黄连知母鱼片汤
清热解毒，生津止渴

黄连、知母各 5 克，酸枣仁 15 克，鲷鱼 100 克，冬瓜 150 克，姜丝 10 克，盐 4 克。

　　鲷鱼洗净，切片；黄连、知母、酸枣仁均洗净，一同放入纱布袋。将鲷鱼、冬瓜、姜丝和药袋放入锅中，加清水，用中火煮至熟。最后取出药袋，加盐调味即成。饮汤食肉。本汤对糖尿病口渴、饮多、尿多有较好疗效，还可用于肺热燥咳。脾虚便溏者忌服，不宜用铁器煎煮。

天花粉

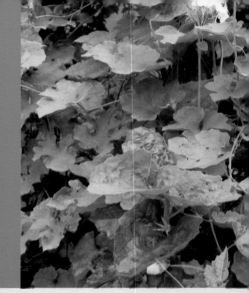

《本草纲目》记载：「主治消渴身热，烦满大热，补虚安中，续绝伤。」

【性味归经】甘、微苦，微寒。归肺、胃经。

功能主治 清热泻火，生津止渴，消肿排脓。用于热病烦渴，肺热燥咳，内热消渴，疮疡肿毒。

炮制方法 略泡，润透，切厚片，干燥。

用法用量 用生品，水煎服，10～15 克。

使用注意 天花粉适用于阴虚内热型糖尿病，使用时要询问有无过敏史。另外，需注意以下几点：❶ 孕妇慎用；❷ 不宜与川乌、制川乌、草乌、制草乌、附子同用；❸ 脾胃虚寒、大便滑泄者忌服。

选购秘笈 天花粉横切面有棕黄色小孔，纵切面有黄色筋脉纹，这是它的典型特征。天花粉以块大、色白、粉性足、质坚细腻、筋脉少者为佳。市场上有以木薯块根冒充天花粉的现象，购买时注意鉴别。木薯切面近边缘处有环纹，中央部位可见一个细小木心。

家用妙方

经验方：治糖尿病

天花粉 60 克，山药 40 克，白术 30 克，黄芪 30 克，枸杞子 30 克，熟地黄 20 克，生地黄 20 克，桑螵蛸 12 克，山茱萸

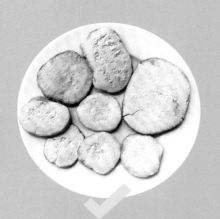

优质天花粉

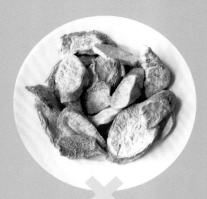

质差天花粉

12 克，黄柏 12 克。

　　将以上药物洗净、略浸泡，加适量清水煎煮 30 分钟，滤出药液；再加水煎煮 20 分钟，去渣，将两煎药液兑匀即可服用。每日 1 剂，分 2 次服用。适用于糖尿病，表现为形体消瘦，倦怠乏力，腰膝酸软，小便频数而量多，尿如脂膏。

食疗养生

玉花瘦肉汤
治气阴两虚型糖尿病

玉米须 90 克，天花粉 30 克，猪瘦肉 100 克，盐适量。

　　将猪瘦肉洗净、切块，放入锅内加清水炖，肉快熟时加入玉米须及天花粉，文火煮约 20 分钟，饮汤吃肉。本汤益气生津、清热止渴，适用于糖尿病气阴两虚兼有内热，症见烦渴多饮、小便色黄而多，气短，疲乏无力等。常服有效，四季皆可饮用。

决明子

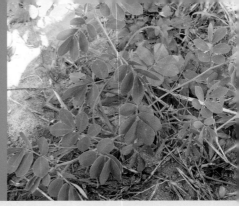

《本草纲目》记载：「主治青盲，目淫肤，赤白膜，眼赤痛，泪出。」

【性味归经】甘、苦、咸，微寒。归肝、大肠经。

功能主治 清热明目，润肠通便。用于目赤涩痛，羞目多泪，头痛眩晕，目暗不明，大便秘结。

炮制方法 生决明子：除去杂质，洗净，干燥。用时捣碎。

炒决明子：取净决明子，照清炒法炒至微鼓起、有香气。用时捣碎。

用法用量 水煎服，9~15克。生品长于清肝热，润肠燥，常用于目赤肿痛、大便秘结。炒制后寒泻之性减弱，有平肝养肝之功，常用于头痛、头晕、青盲内障等病症。

使用注意 决明子适用于高血脂、高血压患者。需注意以下几点：❶ 气虚便溏者不宜用；❷ 低血压者、胃溃疡患者不宜长期大量服用；❸ 慢性肠炎、慢性腹泻患者慎服；❹ 孕妇、先兆流产者慎服。

选购秘笈 决明子因形似马蹄，又有"马蹄决明"之称；微有豆腥气。以身干、颗粒均匀、饱满、绿棕色带有光泽者为佳。常见伪品是同属植物望江南的种子，与决明子相像，但不可入药。它的特点是四周有薄膜包裹，两面平，中央有凹斑。

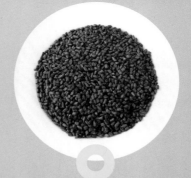

进口决明子　　　　　　　　　　国产决明子

家用妙方

经验方：清肝泻火，明目

天麻 20 克，决明子 22 克，菊花、西洋参各 10 克，菟丝子 15 克。

　　以上诸药洗净；菟丝子用纱布袋包好；天麻、决明子、西洋参用水漂洗过。将所有原料用 500 毫升沸水冲泡 15 分钟左右，将药汤倒出过滤即可饮用。本方可降压降脂，还可缓解目赤肿痛、翳障等症。脾虚、泄泻、低血压患者不宜服用。

食疗养生

决明子菊花粥
保肝护眼

决明子 10 克，菊花 10 克，水发大米 160 克，冰糖 30 克。

　　砂锅中加入适量清水烧开，倒入洗净的决明子、菊花，用小火煮 15 分钟，至药材析出有效成分，捞出药材。再往锅中倒入洗净的大米，加适量水，搅拌均匀，用小火续煮 30 分钟，煮至米完全熟透。加入冰糖，至冰糖完全溶化即可。本粥可降低胆固醇、解毒明目，适用于目赤肿痛、肝病、肝痛等。决明子不宜长期服用，否则容易引起肠道病变。

金银花

【性味归经】甘，寒。归肺、心、胃经。

功能主治 清热解毒，疏散风热。用于痈肿疔疮，喉痹，丹毒，热毒血痢，风热感冒，温病发热。

采收加工 夏初花开放前采收，干燥。

用法用量 用生品，水煎服，6～15 克。

使用注意 金银花适用于多种细菌及病毒感染所致疾病。需注意以下几点：❶ 脾胃虚寒、气虚疮疡脓清者忌用；❷ 痈疽溃后宜少用；❸ 癫痫患者不宜长期大剂量服用。

选购秘笈 金银花以花蕾长、饱满不开放、色黄白、鲜艳、气清香、无枝叶者为佳。金银花常见的混淆品为山银花，山银花也是药典收载品种，功效与金银花相似。

家用妙方

经验方：消炎止痛

金银花 30 克，甘草 3 克，大蒜 20 克，白糖适量。

将大蒜去皮，洗净，捣烂，备用。金银花、甘草分别洗净，然后与大蒜一起放入锅中，在锅中加入 600 毫升水，用

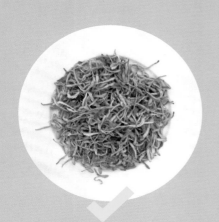 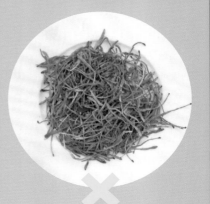

| 金银花 | 山银花 |

大火煮沸。最后再加入白糖，搅拌均匀，即可服用。适用于咽喉红肿疼痛、吞咽困难、咳嗽，伴有头痛。风寒外感者忌用。

食疗养生

金银花水鸭汤
补肌肤祛疮毒

水鸭 1 只，金银花 15 克，生地黄、熟地黄各 10 克，猪瘦肉 200 克，油、精盐、味精各适量。

　　将水鸭洗净，猪瘦肉洗净，切块备用。将清水 5 碗、水鸭、猪瘦肉连同药材一起放入煲中，煮约 4 小时，加入适量油、精盐、味精调味即成。可用于治疗皮肤湿热及各种皮肤病。气虚疮疡及痈疽已溃者忌食。

蒲公英

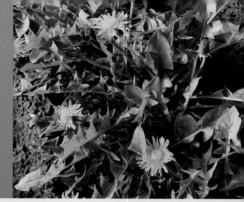

《本草纲目》记载：「掺牙，乌须发，壮筋骨。」

【性味归经】 苦、甘，寒。归肝、胃经。

功能主治 清热解毒，消肿散结，利尿通淋。用于疔疮肿毒，乳痈，瘰疬，目赤，咽痛，肺痈，肠痈，湿热黄疸，热淋涩痛。

炮制方法 除去杂质，洗净，切段，干燥。

用法用量 用生品，水煎服，10～15克。

使用注意 蒲公英适用于急性乳腺炎、泌尿系感染、前列腺炎、病毒性肝炎、胆囊炎等病症。需注意以下几点：❶ 非热毒实证不宜用；❷ 儿童不宜大剂量使用；❸ 经期妇女忌单味药大剂量使用。

选购秘笈 蒲公英又称黄花地丁，就生在路旁、山间，是一味十分常见的中草药。以叶多、色绿、根完整者为佳。购买时注意，蒲公英中是否掺有泥土增重。有些中老年人喜欢到山中采挖蒲公英，在果园、植树林周边采挖时，要小心蒲公英上是否有农药，以免食用后损伤身体。

家用妙方

经验方 1：清热解毒，消炎

蒲公英 60 克，香附 30 克。

　　将蒲公英、香附洗净，放入砂锅中，加入适量清水略浸泡，然后煎汤取汁。每日 1 剂，分 2 次服用，一般 3 剂可愈。适用于急性乳腺炎。

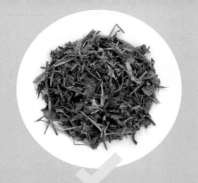
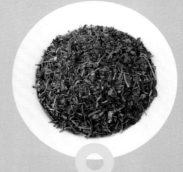

优质蒲公英　　　　　　　　　一般蒲公英

家用妙方

经验方 2：清热解毒，凉血散瘀

金银花 60 克，地榆 30 克，蒲公英 60 克，甘草 30 克。

　　将以上药物洗净，放入砂锅，加适量清水略浸泡，煎煮取汁服用。或将地榆、蒲公英、甘草研为粗末，与金银花一同放入茶壶中，冲入沸水，加盖闷 30 分钟即可。代茶饮用。适用于急性阑尾炎。

食疗养生

蒲公英粥
清热解毒，消肿散结

蒲公英 40 ~ 60 克（鲜品用量为 60 ~ 90 克），粳米 50 ~ 100 克。

　　取干蒲公英或鲜蒲公英（带根），洗净，切碎，煎取药汁，去渣。然后加入粳米，一同煎煮。煮至米熟为度，以稀薄为好，不宜太稠。每日 2 ~ 3 次，稍温服。3 ~ 5 天为 1 个疗程。本粥可辅助治疗肝炎、胆囊炎以及急性乳腺炎、急性扁桃体炎。

鱼腥草

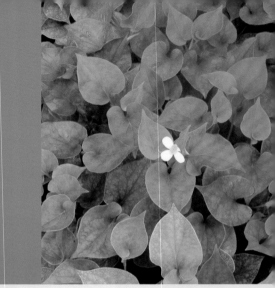

《滇南本草》记载：「治肺痈咳嗽带脓血，痰有腥臭，大肠热毒，疗痔疮。」

【性味归经】辛，微寒。归肺经。

功能主治 清热解毒，消痈排脓，利尿通淋。用于肺痈吐脓，痰热喘咳，热痢，热淋，痈肿疮毒。

炮制方法 鲜鱼腥草：除去杂质。

干鱼腥草：除去杂质，迅速洗净，切段，干燥。

用法用量 多用干品，水煎服，15～25克，不宜久煎；鲜品用量加倍，水煎或捣汁服。外用适量，捣敷或煎汤熏洗患处。

使用注意 鱼腥草适用于肺脓肿、化脓性肺炎、支气管炎属肺热壅盛者；尿路结石、泌尿系感染、前列腺炎、前列腺增生属下焦热盛者。虚寒证及阴性疮疡忌服。

选购秘笈 鱼腥草茎呈扁圆柱形，表面淡红棕色至黄棕色，有纵棱。叶片多破碎，黄棕色至暗棕色，展平后呈心形。穗状花序黄棕色。搓碎具鱼腥气，味涩。以茎叶完整、色灰绿、有花穗、鱼腥气浓者为佳。

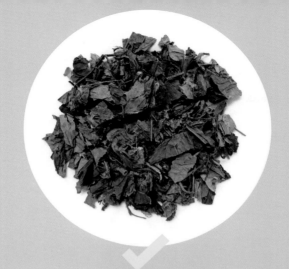

优质鱼腥草

家用妙方

经验方 1：治肺脓肿

鱼腥草 400 克，大蒜 300 克，桔梗、白及、白蔹各 30 克。

　　将以上药物放入药壶中，加水 2500～3000 毫升，用武火煮沸后改用文火续煎之，然后取一条 20～30 厘米长的硬橡皮管，一头紧接在壶嘴上，另一头对着患者的嘴，令其缓慢吮吸其蒸汽。每日或隔日 1 次，每次 1～2 小时，吮吸后去渣，食大蒜。3 剂为 1 个疗程。本方清热解毒、排痰生肌，对肺脓肿有良好的治疗效果。

经验方 2：治肺炎

鱼腥草 15 克，金银花 10 克，牛蒡子 12 克，桑白皮 10 克，甘草 6 克。

　　将以上药物洗净，放入砂锅中，加适量清水，先以大火煮沸，再以小火煮 25 分钟，去渣取汁服用。每日 1 剂，日服 2 次。本方清热解毒、泻肺止咳，适用于肺炎，症见发热、咳嗽、胸痛等。

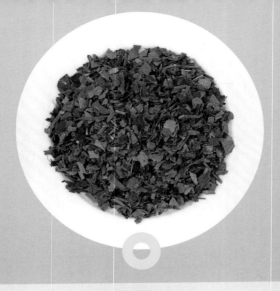

一般鱼腥草

鱼腥枇杷饮
抗菌，抗病毒，祛痰止咳

鱼腥草 60 克，白萝卜汁 100 克，蜜枇杷叶 20 克，白糖 20 克。

取白萝卜绞取汁液，无白萝卜可用甘蔗汁 80 克代替。蜜枇杷叶与鱼腥草用清水洗净，放入砂锅中，加适量水煎煮 2 次，去渣取汁 300 毫升，加入萝卜汁、白糖，混匀即成。每日 1～2 剂，当饮料频频饮用。适用于风热犯肺引起的急性支气管炎，症见咳嗽频作，气粗或咳声嘶哑，咽喉疼痛，咯痰不爽，痰黏稠或稠黄，咳时汗出，伴流黄涕、口渴、恶风、发热等。

马齿苋

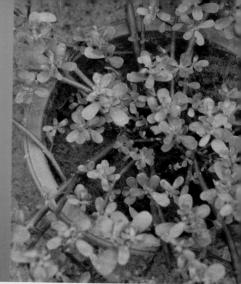

《本草纲目》记载：「散血消肿，利肠滑胎，解毒通淋。治产后虚汗。」

【性味归经】酸、寒。归肝、大肠经。

功能主治 清热解毒，凉血止血，止痢。用于热毒血痢，痈肿疔疮，湿疹，丹毒，蛇虫咬伤，便血，痔血，崩漏下血。

炮制方法 除去杂质，洗净，稍润，切段，干燥。

用法用量 多用生品，水煎服，9～15克。鲜品加量用。外用适量捣敷患处。

使用注意 马齿苋多用于细菌性痢疾、急慢性肠炎、单纯疱疹、带状疱疹、皮肤化脓性感染等属于热毒壅滞者。需注意以下几点：❶ 脾胃虚寒者、滑肠腹泻者忌用；❷ 孕妇不宜大量长期用；❸ 忌与甲鱼同食。

选购秘笈 马齿苋也是我们身边常见的一味中草药，百姓常把它当菜吃。饮片呈不规则的段。茎圆柱形，表面黄褐色，有明显纵沟纹。叶多破碎，完整者展平后呈倒卵形，先端钝平或微缺，全缘。蒴果圆锥形，内含多数细小种子。气微，味微酸。马齿苋以质嫩、叶多、青绿色者为佳。

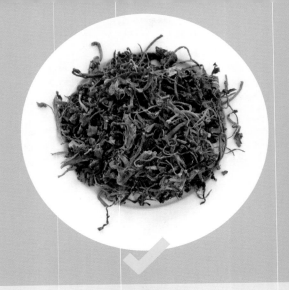

优质马齿苋

经验方 1：清热燥湿，活血解毒

马齿苋 20 克，蛇床子 20 克，透骨草 20 克，苦参 20 克，黄柏 15 克，威灵仙 12 克，防风 10 克，花椒 10 克，艾叶 10 克，荆芥 10 克。

将以上药材洗净，放入砂锅中，加入适量清水，煎煮后过滤去渣，取药液外洗患处，并湿敷患处。每日 2～3 次，每次 30 分钟，每剂药可用 3 次。适用于带状疱疹。

经验方 2：清热，解毒

鲜马齿苋 30 克（干者加倍），陈皮 15 克，苦参 15 克，蛇床子 12 克，白芷 9 克，苍术 9 克，露蜂房 9 克，细辛 6 克。

将以上药材洗干净，放入锅中，加入适量清水煎取浓汁，过滤去渣，待药液温度适宜时洗擦患处。每日 1～2 次。适用于扁平疣。

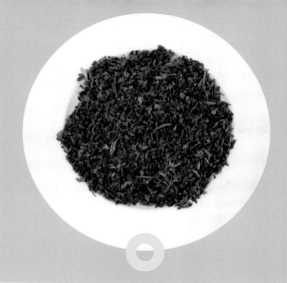

一般马齿苋

食疗养生

马齿苋韭菜包
缓解冠心病

鲜马齿苋、韭菜各等份，鸡蛋、酱油、葱、姜、味精、盐各适量，发面适量。

将马齿苋、韭菜洗净，阴干，切成碎末；将鸡蛋炒熟搅碎，然后将马齿苋、韭菜、鸡蛋拌在一起，加上葱、姜、酱油、盐、味精和馅。将发面制成面皮，填馅包成包子，放在笼屉里蒸熟即可食用。本包子清热祛湿、凉血解毒，冠心病患者可作为日常食疗用。

青果

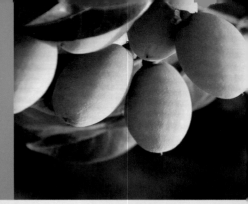

《日华子本草》记载：
「开胃，下气，止泻。」

【性味归经】甘、酸，平。归肺、胃经。

功能主治 清热解毒，利咽，生津。用于咽喉肿痛，咳嗽痰黏，烦热口渴，鱼蟹中毒。

炮制方法 除去杂质，洗净，干燥。用时打碎。

用法用量 多用生品，水煎服，5～10 克。鲜品加量。宜饭后服用。

使用注意 青果适用于急性扁桃体炎、急慢性咽炎、上呼吸道感染属热毒蕴结者。需注意以下几点：❶ 外感风寒者忌用；❷ 脾虚便溏者慎用；❸ 不宜同时服用滋补性中药。

选购秘笈 青果以个大、肉厚、色青绿者为佳。常见伪品来自诃子属多种植物的幼果。青果与伪品的区别：青果味道涩，久嚼有甜味；伪品味道苦涩、微甜。青果切开后有 3 个室，每个室有种子一粒；伪品常空心，种子不明显。

家用妙方

经验方 1：解毒利咽，生津消食

青果 5 枚，萝卜 1 个。

　　将青果洗净，备用；萝卜洗净，刮去外皮，切成厚片。把洗净的青果和萝卜片一同放入锅中，加入适量清水，共同煎煮 30 分钟，取汁代茶饮。适用于秋天因干燥引起的咽痛、燥咳。秋、冬季节日常服用，可预防流行性感冒。

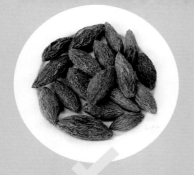

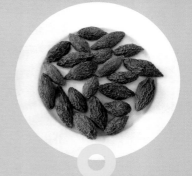

| 优质青果 | 一般青果 |

家用妙方

经验方 2：治糖尿病

青果 3 枚，西洋参 9 克。

  将青果与西洋参洗净，放入砂锅中，加入适量清水，共同煎煮半小时，取汁饮用。渴时即饮，不拘时。适用于糖尿病气阴两虚有多饮、多尿、烦渴、乏力等症状者，对糖尿病及其并发症均有防治作用。

食疗养生

橄榄酸梅汤
清热解毒，生津止渴

鲜橄榄（青果）60 克，酸梅 10 克。

  先将鲜橄榄 60 克、酸梅 10 克，一起稍捣烂。把捣烂的鲜橄榄和酸梅放入锅中，加清水 3 碗，煎成 1 碗，去渣加白糖适量调味饮用。适用于咽喉炎、急性扁桃体炎、酒毒烦渴等，四季可用。酸梅，为梅子腌制而成，常用作菜肴之调味品，《本草纲目》记载它能"治中风惊痫，喉痹"。

地黄

《本草纲目》记载：「解诸热，通月水，利水道。捣贴心腹，能消瘀血。」

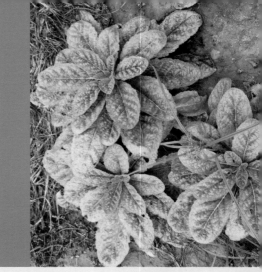

【性味归经】 鲜地黄：甘、苦，寒。归心、肝、肾经。
生地黄：甘、寒。归心、肝、肾经。

功能主治 鲜地黄：清热生津，凉血，止血。用于热病伤阴，舌绛烦渴，温毒发斑，吐血，衄血，咽喉肿痛。
生地黄：清热凉血，养阴生津。用于热入营血，温毒发斑，吐血衄血，热病伤阴，舌绛烦渴，津伤便秘，阴虚发热，骨蒸劳热，内热消渴。

炮制方法 鲜地黄：秋季采挖，除去芦头、须根及泥沙。
生地黄：将鲜地黄缓缓烘焙至约八成干，再除去杂质，洗净，闷润切厚片，干燥。

用法用量 水煎服，鲜地黄 12～30 克，生地黄 10～15 克。临床多用生地黄，清热生津宜饭后服用。

使用注意 生地黄适用于 2 型糖尿病属气阴两虚者。需注意以下几点：❶ 脾虚湿滞、腹满便溏、胃寒食少、胸膈有痰者不宜使用；❷ 低血糖、低血压者不宜长期大剂量单独使用；❸ 忌萝卜、葱、蒜。

选购秘笈 在药店或医院购买的多为生地黄，以块根肥大、体重、断面乌黑油润者为佳，小条者为次。大家都听说过"怀地

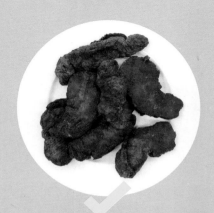

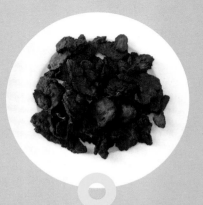

优质生地黄

一般生地黄

黄",指的是现在河南焦作（古时称怀庆）所产地黄。怀地黄为"道地药材"，质优效佳。鲜品类似大红薯，断面有橘红色油点，导管呈放射状排列形成"菊花纹"，口尝有甜味。

家用妙方

经验方 1：补肾益精，滋阴养血

山药、生地黄各 20 克，肉苁蓉 15 克。

将以上三味药洗净，放入砂锅，加适量清水浸泡 20～30 分钟，煎煮取汁服用。每日 1 剂，分 2 次服。或共研为粗末，置入保温杯中，冲入沸水，加盖闷 30 分钟即可。代茶饮用。适用于阴虚型慢性前列腺炎。

经验方 2：治糖尿病

生地黄 150 克，黄连 10 克，大黄 7.5 克。

将以上药物共同研为粗末，混匀装入密封瓶，备用。每次取药末 10 克，放入保温杯中，用沸水冲泡，加盖闷片刻即可服用。每日泡 2 次，代茶饮用。适用于内热型糖尿病。

生地黄炖乌鸡
滋阴补肾

乌鸡块 250 克，生地黄 10 克，姜片 5 克。盐、鸡粉各 2 克，料酒适量。

将生地黄洗净，沥干水分，备用。锅中加入适量清水，用大火烧开，倒入洗净的乌鸡块拌匀，淋少许料酒，氽去血渍后捞出，沥干水分，备用。锅中加水烧开，倒入乌鸡块，放入生地黄、姜片拌匀，淋入料酒，大火烧开后转小火炖煮 45 分钟。加盐、鸡粉调味，用中火煮至入味即可。本食疗方可用于缓解肾病水肿、疲乏等症状。脾虚泄泻、胃虚食少、胸膈多痰者不宜服食。

归地烧羊肉
益气补虚，温中暖下

当归 15 克，生地黄 15 克，羊肉 250 克，干姜 10 克，酱油、食盐、白糖、黄酒各适量。

将羊肉洗净，切成长 3 厘米、厚 2 厘米的块，放入砂锅中，加入当归、生地黄、干姜、酱油、食盐、白糖、黄酒、清水适量。将砂锅置旺火上烧沸，改用文火炖熬至熟即成。食用时，加味精少许。适用于病后体虚，产后虚弱，血虚，宫冷，崩漏等症。

玄参

《本草纲目》记载：

「滋阴降火，解斑毒，利咽喉，通小便血滞。」

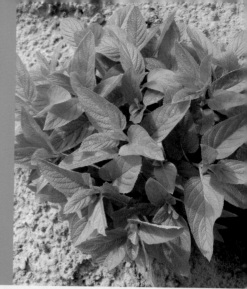

【性味归经】甘、苦、咸，微寒。归脾、胃、肾经。

功能主治 清热凉血，滋阴降火，解毒散结。用于热入营血，温毒发斑，热病伤阴，舌绛烦躁，津伤便秘，骨蒸劳嗽，目赤，咽痛，白喉，瘰疬，痈肿疮毒。

炮制方法 除去残留根茎和杂质，洗净，润透，切薄片，干燥；或微泡，蒸透，稍晾，切薄片，干燥。

用法用量 多用生品，水煎服，9～15 克。宜饭后服。

使用注意 玄参适用于咽喉炎、扁桃体炎、血管闭塞性脉管炎属于热毒内盛或阴虚火旺者。需注意以下几点：❶ 脾胃虚寒、食少便溏者不宜服用；❷ 血虚目昏、停饮寒热、胁肋胀满、血虚腹痛、脾虚泄泻者不宜用；❸ 低血糖、低血压者不宜长期大剂量单用；❹ 不宜与藜芦同用。

选购秘笈 玄参以无芦头、粗壮、皮细、质地坚实、断面无裂隙、色黑油润者为佳。玄参气味特殊，闻之有焦糖气，嚼之柔润。

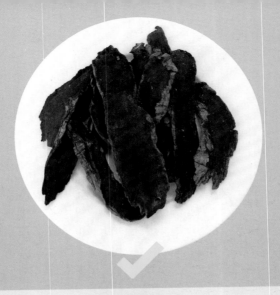

优质玄参

家用妙方

经验方 1：治糖尿病

玄参 20 克，麦冬 20 克，生地黄 20 克。

　　将以上药物共研成粗末，混匀装入密闭瓶备用。每次服药末 10 克，放入保温杯中，用沸水冲泡，加盖闷片刻即可服用。每日泡 2 次，代茶饮用。本方清肺泻火、养阴润燥，对阴虚型糖尿病有良好的治疗效果。

经验方 2：治慢性咽炎

玄参 15 克，麦冬 15 克，生地黄 15 克，桔梗 15 克，牡丹皮 12 克，赤芍 12 克，蝉蜕 12 克，薄荷 12 克，陈皮 12 克，甘草 6 克。

　　将以上药物洗净，放入砂锅，加适量清水煎煮，煎 2 次合并汁液服用。每日 1 剂，分 2 次服。适用于痰瘀交阻型慢性咽炎，症见咽干痒不适、灼热微痛、异物感或阻塞感、声音嘶哑，甚则发音困难，常因咽部分泌物引起刺激性咳嗽，并可由受凉、感冒、疲劳等因素导致症状加重。

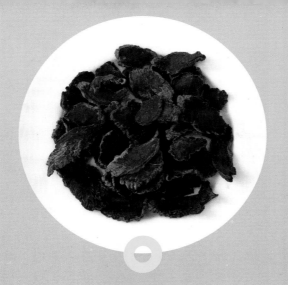

一般玄参

玄参炖猪肝
养肝明目

玄参 15 克，猪肝 500 克。菜油、葱、生姜、酱油、白糖、料酒、淀粉各适量。

　　将猪肝洗净，备用；玄参洗净，与猪肝一同放入锅中，加适量水，煮 1 小时，捞出猪肝，切成小片备用。锅内加菜油，放入葱、生姜稍炒一下，再放入猪肝片。将酱油、白糖、料酒少许，兑加原汤少许，勾入淀粉收汁，倒入猪肝片中拌匀即成。佐餐食用。适用于肝阴不足之目干涩、昏花、夜盲的辅助治疗。现代用于肝肾不足引起的视网膜动脉硬化症。

牡丹皮

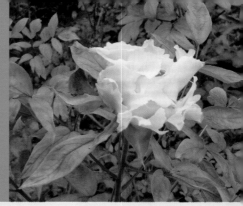

《本草纲目》记载：「和血、生血、凉血，治血中伏火，除烦热。」

【性味归经】苦、辛，微寒。归心、肝、肾经。

功能主治 清热凉血，活血化瘀。用于热入营血，温毒发斑，吐血衄血，夜热早凉，无汗骨蒸，经闭痛经，跌扑伤痛，痈肿疮毒。

炮制方法 秋季采挖根部，除去细根和泥沙，剥取根皮，晒干或刮去粗皮，除去木心，晒干。前者习称连丹皮，后者习称刮丹皮。药材迅速洗净，润后切薄片，晒干。

用法用量 多用生品，水煎服，6～12 克。

使用注意 牡丹皮适用于迫血妄行引起的吐血衄血，妇女月经先期、经前发热或倒经；血滞经闭、痛经以及跌打损伤；还可治火毒炽盛之痈肿疮毒及肠痈初起。血虚有寒者忌用。月经过多及孕妇不宜用。

选购秘笈 饮片呈圆形或卷曲形的薄片。连丹皮外表面灰褐色或黄褐色，栓皮脱落处粉红色；刮丹皮外表面红棕色或淡灰黄色。内表面有时可见发亮的结晶。切面淡粉红色，粉性。气芳香，味微苦而涩。以条粗、皮厚、断面淡粉红色、粉性足、香气浓者为佳。

家用妙方

经验方：治慢性肾炎

生黄芪 20 克，生地黄 20 克，党参 10 克，山药 10 克，五味

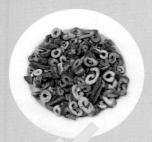
优质牡丹皮

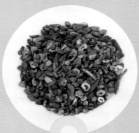
一般牡丹皮

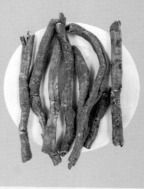
牡丹皮药材

子 10 克，山茱萸 10 克，茯苓 10 克，牡丹皮 10 克。

　　以上药物洗净，放入砂锅中，加适量清水煎煮 2 次，合并滤液，即可服用。每日 1 剂，分 2 次服。本方补气养阴、健脾消肿，适用于气虚型慢性肾炎。

食疗养生

养心粥
养血安神，益气健脾

龙眼肉 10 枚，大枣 5 枚，山药 15 克，牡丹皮 10 克，山楂 10 克，粳米 100 克。

　　将以上 5 味药洗净，与粳米一同放入锅中，加适量清水，先大火后小火煮粥。煮至所有材料熟透，有香味溢出，再加适量冰糖调味即可。时常饮用。适用于心脾两虚、中气不足之脑动脉硬化症，症见头晕头痛，或胀麻不适，倦怠乏力，心悸，失眠或嗜睡，健忘，情绪不稳，喜怒无常，肢麻，便溏，舌体胖，舌质淡，苔薄等。此型为神经衰弱症候群之一。

赤芍

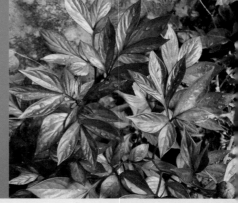

《名医别录》记载：「通顺血脉，缓中，散恶血，逐贼血，去水气，利膀胱大小肠，消痈肿，时行寒热，中恶腹痛，腰痛。」

【性味归经】 苦，微寒。归肝经。

功能主治 清热凉血，散瘀止痛。用于热入营血，温毒发斑，吐血衄血，目赤肿痛，肝郁胁痛，经闭痛经，癥瘕腹痛，跌扑损伤，痈肿疮疡。

炮制方法 除去杂质，分开大小，洗净，润透，切厚片，干燥。

用法用量 多用生品，水煎服，6～12克。

使用注意 赤芍适用于冠心病和心绞痛属瘀血阻滞者。需注意以下几点：❶ 凡一切血虚证及泄泻、产后恶露不行、少腹痛已止、痈疽已溃不宜服；❷ 出血性疾病不宜单味、大量、长期使用；❸ 不宜与藜芦同用，孕妇慎用；❹ 经血过多或月经过期不净者慎用。

选购秘笈 赤芍以条粗长、外皮易脱落、断面粉白色、具"糟皮粉碴"者为佳。手搓之外皮易脱落，俗称"糟皮"；断面平坦，呈粉白色或淡棕色，俗称"粉碴"。有些赤芍是提取过有效成分的残渣，特点是：断面颜色深、呈灰褐色，干枯，裂隙明显。

家用妙方

经验方：活血止痛

赤芍、甘草各15克，红花、乳香、没药、桃仁、黑豆、五倍子各20克，白酒30毫升。

　　将以上药材加水3000毫升，煎至1500毫升，然后加入适量白酒，趁热熏患处，待温度适宜时洗患处。每次熏洗30

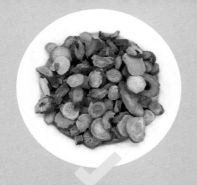

优质赤芍

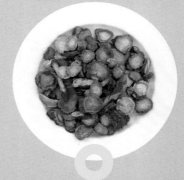

一般赤芍

分钟，1 剂药用 4 次。适用于腰痛或急性扭伤。有皮损及化脓者，禁用本方。

食疗养生

猪蹄立效饮
治产后缺乳

生晒参 4.5 克，生黄芪 20 克，当归、钟乳粉、川芎、赤芍、通草各 9 克，甘草、桔梗各 4.5 克，猪蹄 1 只。

将以上药物洗净，放入砂锅中，加适量水浸泡半小时，煎煮 2 次，去渣取汁；猪蹄去毛洗净，煮数沸，取浓汁。将猪蹄汁与药汁相合即成。每日 1 剂，分 2 次服用。本食疗方补气养血通乳，适用于气血虚弱引起的产后乳汁不足，症见乳汁量少清稀，甚或全无，乳房柔软而无涨感，伴面色少华，神疲乏力，心悸怔忡，纳少便溏等。

祛风湿药

性效 本类药物性味多辛苦，除能祛除风湿外，还具有散寒、活血、通络、舒筋、止痛、补肝肾、强筋骨的功效，故适用于风湿痹痛、肢体疼痛、麻木不仁、关节不利、筋脉拘急、腰膝酸痛或筋骨萎弱等病症。

分类 根据祛风湿药的功效及主治可分为祛风湿散寒药、祛风湿清热药、祛风湿强筋骨药三类。本书介绍了前两类。

1. **祛风湿散寒药** 药性多辛苦而温，功能祛风祛湿，散寒止痛。主治风寒湿痹之肢体疼痛、关节不利、筋脉拘挛等，如木瓜。

2. **祛风湿清热药** 药性多辛苦而寒凉，功能祛风除湿，清热止痛。主治风湿热痹之关节红肿热痛，或肢体疼痛、关节不利而有热象者，如丝瓜络。

凡能祛除肌肉、经络、筋骨间的风湿，解除风湿痹痛、舒筋活络为主要功能的药物，称为祛风湿药。

使用注意
1. 本类药物内风患者忌用，因其性燥，易伤阴耗血，阴血亏虚、筋脉失养之肢体疼痛者应慎用。
2. 痹证多属慢性病，为服药方便，可作酒剂或丸剂常服，酒剂有助于祛风湿药功效的发挥。
3. 运用本类药物时需顾护脾胃，还应注意配伍养血、养阴、活血之品。

木瓜

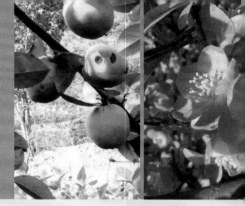

《本草纲目》记载：
「湿痹邪气，霍乱大吐
下，转筋不止。」

【性味归经】酸，温。归肝、脾经。

功能主治 舒筋活络，和胃化湿。用于湿痹拘挛，腰膝关节酸重疼痛，暑湿吐泻，转筋挛痛，脚气水肿。

炮制方法 洗净，润透或蒸透后切薄片，晒干。

用法用量 多用生品，水煎服，6～9克。

使用注意 木瓜适用于关节炎、腓肠肌痉挛、肠炎、消化不良属风湿痹痛及中焦湿浊者。需注意以下几点：❶ 内有郁热、脾胃伤食积滞者忌服；❷ 小便不利、癃闭忌服；❸ 精血亏虚、真阴不足者忌用；❹ 孕妇慎服。

选购秘笈 木瓜表面具有不规则的深皱纹，所以又叫"皱皮木瓜"。以外皮抽皱、颜色紫红、质地坚实、味酸者为佳。传统上称此为"绣鞋底"，意思是小而坚实。常见伪品是光皮木瓜，鉴别点：表面红棕色，光滑或略粗糙，味微酸、涩，嚼之有砂粒感。

家用妙方

经验方 1：舒筋活血，祛风除湿

木瓜 25 克，牛膝 25 克，白酒 500 毫升。

　　将木瓜、牛膝捣碎后，放入适宜容器内，加入白酒，密封浸泡 15 日后，过滤去渣，即可。每日 2 次，每次口服 10 毫升。适用于关节僵硬、活动不利、筋骨酸痛等。

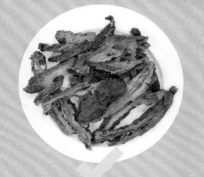
优质木瓜

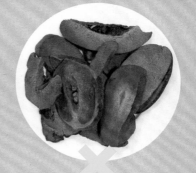
木瓜非正品——光皮木瓜

家用妙方

经验方 2：治颈椎病

白芍 30 克，木瓜 15 克，鸡血藤 15 克，葛根 10 克，甘草 10 克。

将以上药物洗净，放入砂锅中，加适量清水浸泡，煎煮取汁服用。每日 1 剂，日服 2 次。20 天为 1 个疗程。本方活血祛风、缓急止痛。对颈椎病有疗效。

食疗养生

木瓜炖猪蹄筋
舒筋活络，化湿和胃

猪蹄筋 300 克，青菜头 100 克，木瓜 30 克，食盐、料酒、姜、葱各适量。

先将猪蹄筋用清水漂洗干净，切成段，备用；青菜头洗净，切成小块；姜切成片，葱切成段。然后将猪蹄筋、青菜头、木瓜、料酒、姜、葱、食盐一同放入砂锅内，加入适量清水，先用武火烧开，再改用文火炖 1 小时即成。每日 1 次，单独食用。适用于筋脉拘急、风湿痛、关节不利、脚气肿胀等。

丝瓜络

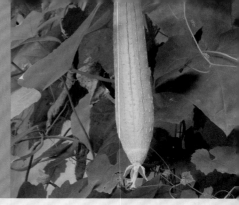

《本草纲目》记载：「丝瓜老者，筋络贯穿，房隔连属，故能通人脉络脏腑，而去风毒，消肿化痰，祛痛杀虫及治诸血病也。」

【**性味归经**】**甘，平。归肺、胃、肝经。**

功能主治 祛风，通络，活血，下乳。用于痹痛拘挛，胸胁胀痛，乳汁不通，乳痈肿痛。

炮制方法 除去残留种子及外皮，切段。

用法用量 多用生品，水煎服，5～12克。

使用注意 丝瓜络药性平而偏凉，以治疗风湿热痹为宜。临床适用于关节炎、乳汁不下、外伤肿痛、心绞痛等病症。脾胃虚寒者忌用。

选购秘笈 丝瓜络分老丝瓜络和小丝瓜络。老丝瓜络个大，络粗而强韧，不宜药用。小丝瓜络色白、络细、条瘦、质地较软，适合药用。以筋细、质韧、洁白、无残皮种子者为佳。常见伪品是棱角丝瓜络，鉴别点：全体具10条明显的纵向突出棱线，网状筋络交织疏松而严紧，有较强的弹性，没有正品丝瓜络柔软，质地比较硬，用手按之不回弹。

家用妙方

经验方1：通经活络，清热解毒

丝瓜络20克，白酒20克。

　　丝瓜络洗净，备用。将丝瓜络放在碗中，点火燃烧成炭粉末，加入白酒，搅匀，即成。适用于急性乳腺炎，症见乳房局部红肿疼痛，乳汁不通，微有恶寒、发热等。顿服，不愈可再服1剂。

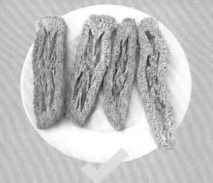

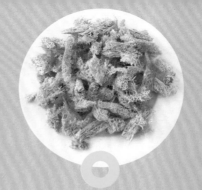

优质丝瓜络　　　　　　　　一般丝瓜络

家用妙方

经验方 2：治口臭

鲜老丝瓜 1 根。

　　将丝瓜洗净连皮切段，加清水 500 毫升，煎煮半小时后加食盐少许，再煮半小时即成。每日 1 剂，日服 2 次。3 天为 1 个疗程。一般服用 1 ~ 3 个疗程后有较好效果。本方凉血解毒、除口臭、利尿通淋、通经络。除了治口臭，还可用于骨节酸痛、尿道刺痛。

食疗养生

丝瓜汤
清热生津止渴

丝瓜 250 克，茶汁（绿茶、乌龙茶均可）适量。

　　将丝瓜切成厚片，放入锅中，加水煮熟，快熟时加入食盐调味。再兑入适量茶汁，每日分 3 次饮服。丝瓜性味甘平，具有清热凉血、润肌肤、通经络、行血脉之功。兑入茶汁取其甘凉之性以清头目，除烦渴。本汤可用于糖尿病，尤其适用于糖尿病早期烦渴明显的患者。

53

化湿药

性效 化湿药芳香辛苦，性偏温燥，有醒脾和胃、燥湿化浊的作用。部分芳香化湿药兼除四时不正之气，具有芳香解暑、辟秽、截疟等作用。主要适用于湿浊内阻、脾阳受困、运化失职所致的胸闷、脘腹痞满、呕吐泛酸、口甘淡多涎、食少神疲、大便溏泄、舌苔白腻等。此外，对痰湿壅滞、暑湿、湿温诸证，也可适当选用。书中介绍了广藿香、佩兰、苍术、砂仁。

凡以宣化湿邪、健运脾胃，治疗湿浊内阻，运化失常之证为主的药物，称为化湿药，又叫芳香化湿药。

使用注意 本类药物多辛温香燥，易耗气伤阴，对阴虚津亏血燥及气虚者慎用。多含有挥发油，系其有效成分，故不宜久煎，宜后下，以免损失有效成分、降低药效。服用此类药物时应注意顾护脾胃，忌食生冷油腻食物，饮食宜清淡，多食易消化食物，如面食、流食等。

广藿香

《本草纲目》记载：「风水毒肿，去恶气，止霍乱心腹痛。」

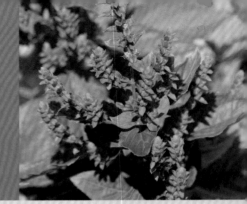

【性味归经】辛，微温。归脾、胃、肺经。

功能主治 芳香化浊，和中止呕，发表解暑。用于湿阻中焦，脘痞呕吐，暑湿表证，湿温初起，发热倦怠，胸闷不舒，寒湿闭暑，腹痛吐泻，鼻渊头痛。

炮制方法 除去残根和杂质，先抖下叶，筛净另放；茎洗净，润透，切段，晒干，再与叶混匀。

用法用量 多用生品，水煎服，3～10克。不宜久煎。外用煎水洗患处疗皮癣；鲜品捣敷患处。

使用注意 藿香适用于慢性胃肠炎属湿阻中焦者；胃肠神经官能症及胃肠型感冒、急性胃肠炎属于暑湿表证者。需注意以下几点：❶ 久病气虚及阴虚血燥者慎用；❷ 服药期间忌食生冷油腻之物。

选购秘笈 广藿香以身干、整齐、断面发绿、叶厚柔软、香气浓郁者为佳。广藿香是中国药典收载品种，它的混淆品藿香药典未收载。二者的显著区别点在于：广藿香茎表面被柔毛，断面中央有髓；藿香茎表面稀有毛茸，节明显，髓部中空。气味也有所不同，广藿香气香特异，味微苦；藿香气芳香，味淡而微凉。

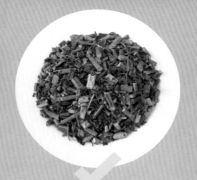 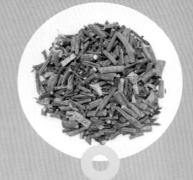

优质广藿香　　　　　　　一般广藿香

化湿药

家用妙方

经验方：清热，祛湿

广藿香、甘草各 7 克，白术、滑石各 10 克，荷叶 1 张，白糖适量。

　　将荷叶洗净后，切碎，备用；白术、滑石洗净，略泡。将切碎的荷叶和洗净的白术、滑石一起放入砂锅中，加入适量清水，煎沸 5 分钟后，放入广藿香，再继续煎煮 5 分钟即可。代茶饮。适用于中暑、体弱者。

食疗养生

藿香鲫鱼汤
湿热型腹胀腹泻

广藿香 15 克，鲫鱼 1 条（500 克左右）。料酒、盐各适量。

　　鲫鱼宰杀，去鳞、洗净，除去内脏，备用；藿香洗净，备用。将鲫鱼用料酒、盐腌渍 20 分钟，然后和洗净的广藿香一块放入蒸锅内，加适量水。先把蒸锅中的水用大火煮开，然后将鲫鱼清蒸至熟，便可食用。适用于外受湿热或疫毒之气侵袭肠胃，传化失常所引起的腹痛腹泻，还常伴随泻下急迫、泄而不爽、小便短赤等。

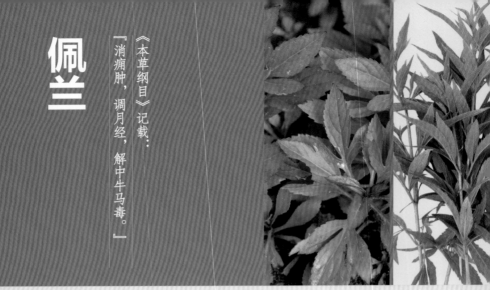

佩兰

《本草纲目》记载：「消痈肿，调月经，解中牛马毒。」

【性味归经】 辛，平。归脾、胃、肺经。

功能主治 芳香化湿，醒脾开胃，发表解暑。用于湿浊中阻，脘痞呕恶，口中甜腻，口臭，多涎，暑湿表证，湿温初起，发热倦怠，胸闷不舒。

炮制方法 除去杂质，洗净，稍润，切段，干燥。

用法用量 多用生品，水煎服，3～10克，不宜久煎。鲜品适当加量。亦可含漱或外洗患处。

使用注意 佩兰适用于急性胃肠炎属于暑温夹湿者；夏季感冒属暑湿者。需注意以下几点：❶ 津液耗损、气阴两伤者忌用；❷ 温病、实热忌用；❸ 产妇、孕妇忌单味药大剂量使用。

选购秘笈 佩兰以身干、叶多、色绿、质嫩者为佳。佩兰的伪品有泽兰、野马追、异叶佩兰等。伪品与正品的关键区别点在于：佩兰叶片不具有柔毛和腺点；泽兰叶片两面均有柔毛，下表面尚有腺点；野马追叶片两面密被白毛和腺点；异叶佩兰叶片两面密被腺点，上表面被白色短柔毛。

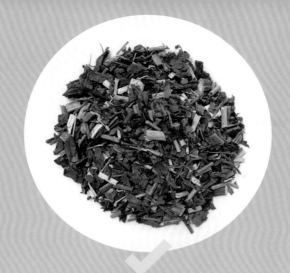

优质佩兰

家用妙方

经验方 1：化湿解腻

佩兰 4.5～9 克。

　　将佩兰洗净，放入砂锅中，大火急煎 15 分钟，去渣取汁即可饮用。分早、晚 2 次服用。适用于口臭、恶心、消化不良、口中甜而发腻等症。

经验方 2：清热，解暑

鲜竹叶、鲜芦根、鲜薄荷、鲜佩兰、鲜藿香、鲜荷叶、鲜石斛各 10 克。

　　将以上药材一起切碎或捣成粗末，加入适量清水煎煮，过滤取汁（煎煮时间不宜过久，以免破坏药材有效成分）。代茶饮，频服。适用于夏季小儿暑热，口渴欲饮。

经验方 3：清热解毒，除湿止痒

枇杷叶 60 克，滑石 30 克，野菊花 20 克，藿香 20 克，佩兰 20 克。

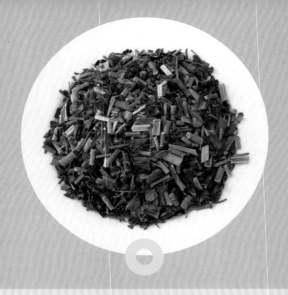

一般佩兰

　　将以上药材放入锅中，加适量清水煎煮，煎至 2000 毫升，加 1 倍清水混匀，洗浴。每日 1 次，3～5 日为 1 个疗程。适用于痱子初起暑湿盛者。

食疗养生

绿豆佩兰粥
治带状疱疹

绿豆 50 克，佩兰 10 克，大米 50 克，白糖适量。

　　绿豆、大米洗净，加水浸泡半天，备用。佩兰洗净，放入砂锅，加水煎煮 20 分钟，去渣取汁。将佩兰汁加入绿豆和大米中，再加适量水煮粥，煮至米烂豆熟，即可食用。每早 1 次。本粥芳香醒脾、利湿化毒，适用于脾湿毒郁之带状疱疹。

苍术

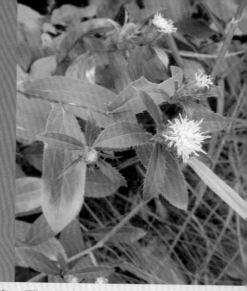

《本草纲目》记载：『治湿痰留饮，或挟瘀血成窠囊，及脾湿下流，浊沥带下，滑泻肠风。』

【性味归经】辛、苦，温。归脾、胃、肝经。

功能主治 燥湿健脾，祛风散寒，明目。用于湿阻中焦，脘腹胀满，泄泻，水肿，脚气痿躄，风湿痹痛，风寒感冒，夜盲，眼目昏涩。

炮制方法 苍术：除去杂质，洗净，润透，切厚片，干燥。

麸炒苍术：取麸皮，撒入热锅内，待冒烟时，加入苍术片，迅速翻动，用文火炒至表面深黄色，取出，筛去麸皮，晾凉。

用法用量 多用麸炒苍术，水煎服，3～9克。生品温燥辛烈，燥湿、祛风散寒力强，多用于风湿痹痛之肌肤麻木不仁，风寒感冒之肢体疼痛，湿温发热、肢节酸痛等。麸炒燥性缓和，气变芳香，可增强健脾和胃的作用，用于脾胃不和、痰饮停滞、脘腹痞满、青盲、雀目等。

使用注意 苍术适用于慢性肠胃炎属湿阻中焦者，胃肠神经官能症、胃肠型感冒、急性胃肠炎属暑湿表证者，以及维生素 A 缺乏引起的夜盲症及角膜软化症者。需注意以下几点：❶ 血虚气弱、津亏液耗、表虚自汗者忌服；❷ 哮喘及呼吸窘迫者慎用。

选购秘笈 苍术因品种和产地不同，有南北之分。南苍术断面有

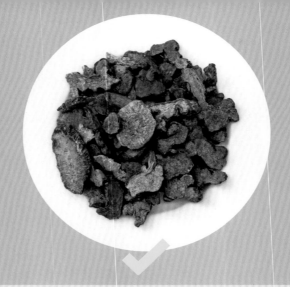

苍术

橙黄色或棕红色小点，暴露稍久，可析出白色细针状结晶，气香特异，味微甘、辛、苦；北苍术断面散有黄棕色油室，香气较淡，味辛、苦。传统认为，南苍术品质较优，二者均以质地坚实、断面朱砂点多、香气浓者为佳。苍术伪品是关苍术，质轻，断面无朱砂点，纤维性强。

家用妙方

经验方 1：补虚通便

苍术 50 克，白术 50 克，肉苁蓉 50 克，枳壳 10 克。

将以上药材一同煎煮两次，每次用文火煎煮 1 小时以上，煎取浓液 1 碗，然后将药渣除去，再将两煎所得药液煮至半碗，温服。7 岁以下儿童适当减量。适用于气虚性便秘。

经验方 2：清热，燥湿，解毒

板蓝根 50 克，黄柏 20 克，苍术 20 克。

将板蓝根、黄柏、苍术洗净，一同放入砂锅中，加入适量清水浸泡片刻，煎煮取药液洗患处。每次 20 分钟，每日 3 次。适用于下肢丹毒。

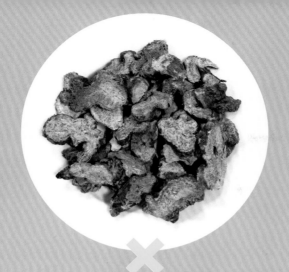

关苍术（苍术非正品）

食疗养生

防己二术粥
活血化瘀，行气利水

汉防己 45 克，苍术 30 克，白术 30 克，白茅根 30 克，益母草 30 克，牛膝 30 克，抽葫芦 30 克，太子参 15 克，山药 15 克，粳米 100 克，白糖适量。

将以上 9 味药洗净，放入砂锅内，加适量水浸泡 30 分钟。然后上火煎煮，煮 2 次，去渣取汁。每次取一半药液，与粳米一同放入锅中，加入适量水，煮粥，粥将熟时调入白糖，稍煮即成。每日服 2 次，温热服，30 日为一个疗程。适用于肝脾血瘀引起的肝硬化，症见腹大坚满，脉络怒张，胁腹刺痛，面色黯黑，或有蜘蛛痣，肝掌，唇色紫褐，口干不欲饮水，大便色黑，舌紫或有瘀斑。

砂仁

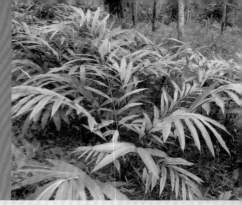

《本草纲目》记载：

「补肺醒脾，养胃益肾，理元气，通滞气，散寒饮胀痞，噎膈呕吐，止女子崩中，除咽喉口齿浮热，化铜铁骨鲠。」

【性味归经】 辛，温。归脾、胃、肾经。

功能主治 化湿开胃，温脾止泻，理气安胎。用于湿浊中阻，脘痞不饥，脾胃虚寒，呕吐泄泻，妊娠恶阻，胎动不安。

炮制方法 除去杂质。用时捣碎。

用法用量 多用生品，水煎服，3~6克。宜后下。

使用注意 砂仁适用于急慢性肠胃炎、胃肠功能紊乱综合征属脾胃寒湿气滞者。需注意以下几点：❶ 阴虚血燥者慎用；❷ 热证、阴虚津亏、血虚者忌用；❸ 便秘者慎用；❹ 孕妇不可单味药大量服用。

选购秘笈 砂仁有国产和进口两种，均为姜科砂仁属植物成熟的干燥果实。国产砂仁有阳春砂仁、绿壳砂仁、海南砂仁，以阳春砂仁为主，主产于广东。进口砂仁多是缩砂密，产于越南、泰国、缅甸及印尼。品质以阳春砂仁最佳。各种砂仁均以个大、种仁饱满、气味浓者为佳。

家用妙方

经验方 1：芳香化湿，消痰止呃

香橼皮 10 克，砂仁 6 克，蔗糖适量。

将香橼和砂仁用清水快速洗净，备用；再将香橼、砂仁放入砂锅中，加适量清水略泡，然后大火急煎 15 分钟，取汁 100 毫升，加入蔗糖溶化即可。频服。适用于痰湿内聚型呃逆。

经验方 2：治慢性胃炎

砂仁 15 克，半夏 15 克，黄连 12 克，黄芩 12 克，枳实 15 克，干姜 6 克，吴茱萸 6 克，沉香 6 克，五灵脂 15 克，熟

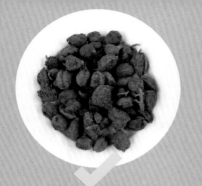
优质阳春砂

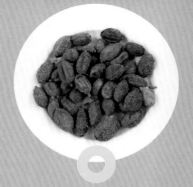
进口砂仁（比国产质差）

大黄9克，炙甘草6克。

将除砂仁以外的药物洗净，放入砂锅中，加入适量清水，煎煮取汁，煎2次，将两次煎液合并（砂仁在第1次煎煮时后下）。每日1剂，分2次服。诸药合用，共同起到利胆和胃的功效。适用于肝胃气滞型慢性胃炎，症见胃脘疼痛，连及胁肋，胀闷不适，食后尤甚，嗳气嘈杂，呕恶泛酸，口苦。

食疗养生

砂仁肘子
消食开胃，行气化湿

砂仁3克，猪肘子1只，猪大肠30厘米，鸡蛋5个，湿淀粉15克，精盐、味精、香菜各适量。

肘子剔去骨，刮净毛和污垢，用水泡上。猪大肠刮洗干净，将肠衣的一头扎紧，装入肘子中间。香菜切末，砂仁研粉。把鸡蛋打入碗内，放入砂仁粉、湿淀粉、精盐、味精、香菜末搅匀，用漏斗把鸡蛋灌入猪肠内，把肠衣的口扎紧。将肘子的两头用麻绳捆好，放在酱肉锅内煮烂，晾凉后，解去麻绳。把肘子切成薄片，放在盘中即成。适用于脾胃湿热之食欲不佳。

利水渗湿药

性效 本类药物味多甘淡，性多寒凉。药性大多偏沉降，"淡能渗泄"。具有利水渗湿、清利通淋、利湿退黄等不同作用，主要用于水肿、小便不利、淋证、黄疸以及湿疹、湿疮、泄泻、带下等水湿内停所致病症。

分类 根据利水渗湿药的功效及其主治证可分为利水消肿、利尿通淋、利湿退黄三类，主要介绍前两类。

1. **利水消肿药** 性味多甘淡，性平或寒凉。以利水消肿为主要功能，适用于水肿、小便不利以及痰饮、泄泻，如书中介绍的茯苓、薏苡仁、赤小豆、冬瓜皮。

2. **利尿通淋药** 性味多甘寒或苦寒。以利水通淋为主要功效，主治淋证，症见小便赤热涩痛、淋沥不畅，甚或癃闭，如书中介绍的车前子。

凡以通利水道、渗除水湿为主要功效，治疗水湿内停证的药物，称为利水渗湿药。

使用注意

1. 阴液亏乏而致小便短少者不可用。
2. 气虚者应慎用。
3. 此类药物易耗伤津液，阴虚津伤、口干舌燥者应慎用。
4. 不宜过量久服，应中病即止。

茯苓

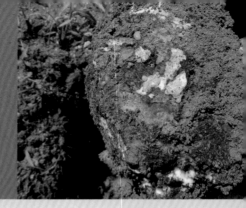

【性味归经】甘、淡，平。

功能主治 利水渗湿，健脾，宁心。用于水肿尿少，痰饮眩悸，脾虚食少，便溏泄泻，心神不宁，惊悸失眠。

炮制方法 取茯苓个，浸泡，洗净，润后稍蒸，及时削去外皮，切制成块或切厚片。

用法用量 用生品，水煎服，10～15克。利水宜饭前服或空腹服，健脾益气宜饭前服，宁心安神宜睡前服。

使用注意 茯苓适用于慢性肺源性心脏病、肾病综合征、慢性肾衰竭属心脾两虚或脾虚湿盛者。需注意以下几点：❶ 阴虚无湿热、虚寒精滑者慎服；❷ 低血糖、低血压、水及电解质紊乱患者，不宜大量长期使用；❸ 青光眼患者慎服；❹ 忌醋、葱以及酸性食物。

选购秘笈 茯苓是菌类植物，菌核入药。以个大形圆、体重坚实、皮褐色、有光泽、无破裂、断面白色、细腻、嚼之黏牙者为佳。茯苓入药多去皮后切成块，大小不一，白色、淡红色或淡棕色。另外，茯苓去净外皮后切成扁平方形块，每块含有松木心，叫茯神块，宁心安神，专治失眠。

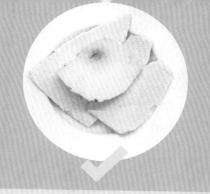

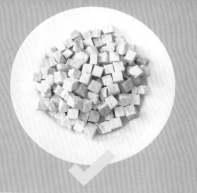

优质茯苓片

茯苓块

家用妙方

经验方：健脾利尿

茯苓 100 克，枸杞子 50 克，红茶 100 克。

　　将枸杞子洗净，备用；将茯苓洗净，沥干水分，备用；将洗净的枸杞子、茯苓一起放入锅内，加入适量清水，用大火煮沸。加入红茶，大火煎煮约 10 分钟。将药茶过滤即可饮用。本品是治疗小便不利的理想茶饮，对尿道炎有一定的治疗作用。

食疗养生

茯苓鸡蛋饮
湿疹

蛋黄 1 个，茯苓 20 克，麦冬 10 克，杏仁 10 克，白糖 6 克。

　　将蛋黄入碗，搅散；茯苓、麦冬、杏仁放入砂锅中，加水适量，加盖煮约 20 分钟至药材析出有效成分。揭盖，加入白糖。倒入搅散的蛋黄，搅匀，略煮片刻至熟。把煮好的汤料盛出，装入碗中即可食用。茯苓利水渗湿、健脾和胃，鸡蛋滋阴润燥、补肺养血，本食疗方适用于湿热内困的人群食用，尤其是夏季湿疹。

薏苡仁

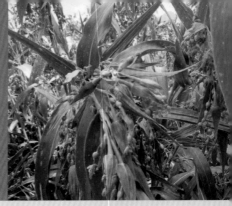

《本草纲目》记载：「健脾益胃，补肺清热，祛风胜湿……利小便，治热淋。」

【**性味归经**】甘、淡，凉。归脾、胃、肺经。

功能主治 利水渗湿，健脾止泻，除痹，排脓，解毒散结。用于水肿，脚气，小便不利，脾虚泄泻，湿痹拘挛，肺痈，肠痈，赘疣，癌肿。

炮制方法 薏苡仁：除去杂质。

麸炒薏苡仁：取麸皮，撒入热锅内，待冒烟时，加入净薏苡仁，迅速翻动，用火 110～140℃炒至表面黄色，取出，筛去麸皮，晾凉。

用法用量 水煎服，9～30 克。生薏苡仁偏于利水渗湿，除痹，清热排脓，用于水肿、热淋、带下、湿痹拘挛、肺痈、肠痈。麸炒薏苡仁长于健脾利湿止泻，用于脾虚泄泻。

使用注意 薏苡仁适用于急性肾炎水肿、肾病综合征、慢性腹泻、风湿性关节炎、痛风性关节炎、阴道炎、泌尿系感染、急性阑尾炎属湿盛或湿热型。需注意以下几点：❶ 脾虚无湿、大便燥结者忌用；❷ 低血糖、低血压患者不宜大量或单味长期服用；❸ 孕妇慎用；❹ 不宜加碱同煮，以免破坏薏苡仁中所含维生素。

选购秘笈 薏苡仁为成熟种仁入药，以身干、粒大、饱满、色白、无破碎者为佳。常见伪品是草珠子。薏苡仁有淡棕色点状种脐，背面圆凸，腹面有 1 条较宽而深的纵沟，质坚实，断面显粉性。草珠子有棕黑色点状种脐，腹面也有纵沟，但断面白色或半透明角质样。

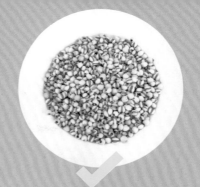

优质薏苡仁

家用妙方

经验方 1: 补血调经

薏苡仁、银耳各适量，龙眼肉（桂圆肉）、大枣、莲子各少许，红糖 6 克。

　　将薏苡仁、莲子、龙眼肉、大枣分别洗净浸泡；银耳泡发，洗净，撕成小朵备用。汤锅上火倒入水，下入薏苡仁、水发银耳、莲子、龙眼肉、大枣煲至熟。最后调入红糖，搅拌均匀，煮至红糖溶化即可。适用于血热引起的月经不调，主要症状是月经提前、月经量多、崩漏不止、经色鲜红、心烦口燥、便秘尿赤、口苦欲饮，舌苔黄，舌质红。

经验方 2: 清内热

玉米须 20 克，水发绿豆、水发薏苡仁（薏米）各 50 克，白糖少许。

　　往砂锅中注入适量清水，用大火烧开，放入洗净的水发绿豆、水发薏米。加入洗好的玉米须，盖上锅盖，大火烧开后转用小火煮 30 分钟，至薏苡仁、绿豆均熟透。加入白糖调味，搅拌均匀即可。适用于有内热、咽喉疼痛者。

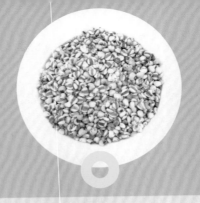

一般薏苡仁

南瓜薏米百合糖水
和胃润肺，止咳清痰

南瓜 200 克，水发薏苡仁 100 克，鲜百合 400 克，冰糖 20 克。将南瓜洗净去皮，切丁；百合、薏苡仁洗净。

砂锅中加入适量清水烧开，倒入南瓜丁、百合、薏苡仁拌匀。加盖，大火烧开后用小火煮至食材熟软。揭开盖，放入冰糖，搅拌均匀。盖上盖，用小火煮至冰糖溶化。揭盖，搅匀调味。将煮好的糖水盛出，装入汤碗中即可食用。本品适用于秋季咳嗽。

椰汁薏米羹
祛湿美白，养颜护肤

薏苡仁 80 克，椰汁 50 克，玉米粒、胡萝卜、豌豆各 15 克。冰糖、葱花各适量。

薏苡仁洗净；玉米粒、豌豆洗净；胡萝卜洗净，切丁。锅置火上，加入适量清水，入薏苡仁煮至米粒开花后，再加入玉米粒、胡萝卜、豌豆同煮。煮至米粒软烂时，加入冰糖煮至溶化，待凉时，加入椰汁，撒上葱花即可食用。薏苡仁中含有蛋白质能分解酵素，软化皮肤角质；含维生素 E 有抗氧化、嫩肤美白的作用。薏苡仁勿与杏仁同食。

赤小豆

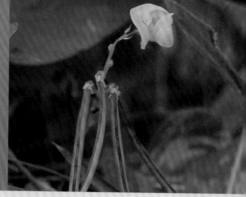

《本草纲目》记载：「辟瘟疫，治难产，下胞衣，通乳汁。和鲤鱼、蠡鱼、黄雌鸡煮食，并能利水消肿。」

【性味归经】甘、酸，平。归心、小肠经。

功能主治 利水消肿，解毒排脓。用于水肿胀满，脚气浮肿，黄疸尿赤，风湿热痹，痈肿疮毒，肠痈腹痛。

炮制方法 除去杂质，筛去灰屑。

用法用量 用生品，水煎服，9～30克。外用适量，研末调敷。

使用注意 赤小豆适用于肾脏性水肿、心脏性水肿、肝硬化腹水、营养不良性水肿以及肥胖症患者。同时产后缺奶和产后水肿的妇女也可食用。尿多之人不宜食用。

选购秘笈 赤小豆为赤小豆或赤豆的干燥成熟种子。赤小豆表面紫红色，一侧有线形突起的种脐，偏向一端，白色，中间凹陷成纵沟，另侧有 1 条不明显的棱脊；子叶 2，乳白色。赤豆表面暗棕红色，有光泽，种脐不突起。伪品是木豆，表面棕色至暗棕色，种脐位于一端，显著突起，内含黄色肥厚的子叶。

家用妙方

经验方 1：清热利湿

赤小豆 20 克，鲜山药 150 克，蔗糖 15 克。

将赤小豆洗净、浸泡；山药切成菱形块，待用；然后把浸泡好的赤小豆放入锅中，煮到九成熟后再将鲜山药放入，这时再取适量蔗糖放入锅中，再煮开 10 分钟即可。适用于腹胀、口干、脾虚之证。

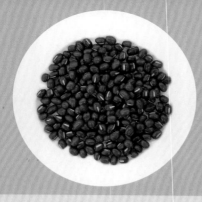
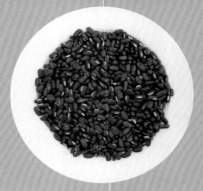

圆粒赤小豆   长粒赤小豆

家用妙方

经验方 2：消肿，利尿

赤小豆 50 克，玉米须 50 克，西瓜皮 50 克。

    将赤小豆、玉米须、西瓜皮分别洗净后，同时置于砂锅内，加入适量的水浸泡，煎煮两次，分别过滤取汁，将两次的汁液合并搅匀。代茶饮用，每日 1 剂。适用于急、慢性肾炎属湿热型，肾炎水肿等。

食疗养生

赤小豆煲鸡
益气健脾，利尿消肿

赤小豆 90 克，母鸡 1 只，盐适量。

    将母鸡腹腔内脏器掏空，洗净；把洗干净的赤小豆放入鸡腹内，用竹签将鸡腹切口闭合，放入汤锅中，加适量水煲汤。煮至鸡肉熟烂、赤小豆熟透时加入盐及调味品，食肉喝汤。适用于春季四肢浮肿、手脚沉重及腰部有重坠不适感等症。

冬瓜皮

《本草纲目》记载：「主驴马汗入疮肿痛，阴干为末涂之，又主折伤损痛。」

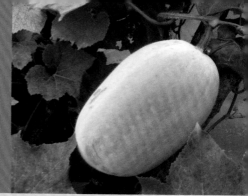

【性味归经】甘，凉。归脾、小肠经。

功能主治 利尿消肿。用于水肿胀满，小便不利，暑热口渴，小便短赤。

炮制方法 除去杂质，洗净，切块或宽丝，干燥。

用法用量 用生品，水煎服，9～30克。

使用注意 冬瓜皮适用于急性肾炎水肿、顽固性水肿属湿盛或湿热者；中暑、数天感冒属暑湿者。需注意以下几点：❶ 脾胃虚寒者慎用；❷ 营养不良性虚肿者不宜大量服用。

选购秘笈 冬瓜皮外表面灰绿色或黄白色，被有白霜，有的较光滑不被白霜，内表面较粗糙，有的可见筋脉状维管束。体轻，质脆。气微，味淡。以皮薄、条长、色淡绿、有粉霜、洁净者为佳。

家用妙方

经验方 1：清热，生津止渴

冬瓜皮、西瓜皮各 10 克，天花粉 8 克。

　　将冬瓜皮、西瓜皮和天花粉各洗净，切成小片，放入砂锅中，加水适量，煎煮 10～15 分钟。取汁代茶饮用。适用于糖尿病患者口渴，暑热烦渴，小便不利等症。孕妇忌服。

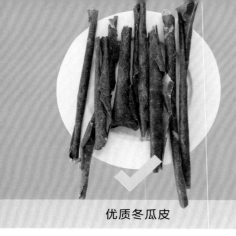

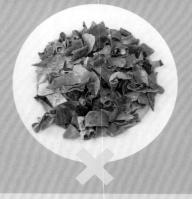

优质冬瓜皮　　　　　　　　　一般冬瓜皮

经验方 2：滋补肝肾，活血利水

何首乌 50 克，冬瓜皮 20 克，山楂 15 克，槐角 10 克，乌龙茶 5 克。

　　将以上药物用清水洗净，放入砂锅中，加适量水略泡。再酌情加水煎煮 30 分钟，滤出汁液；再加适量水煎煮 30 分钟，将汁液与第一次的合并。代茶饮。适用于高血压，肝肾两虚，未老先衰，头发早白。

冬瓜米粥
利水消肿

连皮冬瓜 80～100 克，粳米 100～150 克。

　　取新鲜连皮冬瓜洗净切块，加粳米、水（1000 毫升左右）共煮，煮至瓜烂米熟汤稠为度。适用于水肿胀满、小便不利、慢性肾炎、水肿、肝硬化腹水、脚气浮肿、肥胖症、暑热烦闷、口干烦渴、肺热咳嗽、痰喘等症。用冬瓜粥治疗水肿，应经常食用，持之以恒，才能收到满意效果。因水肿多为慢性病，煮粥时不宜放盐。

车前子

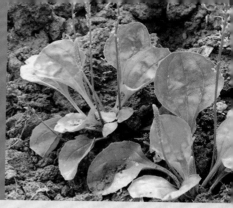

《本草纲目》记载：「导小肠热，止暑湿泻痢。」

【性味归经】甘，寒。归肝、肾、肺、小肠经。

功能主治 清热利尿通淋，渗湿止泻，明目，祛痰。用于热淋涩痛，水肿胀满，暑湿泄泻，目赤肿痛，痰热咳嗽。

炮制方法 车前子：除去杂质。

盐车前子：取净车前子，置热锅内，用文火炒至表面鼓起时，喷淋盐水，炒干，取出，晾凉。

用法用量 水煎服，9～15克，包煎。生车前子长于清热利尿通淋，清肺化痰，清肝明目，用于淋证、肝热目赤、肺热咳嗽。盐车前子寒凉之性得以缓解，止泻之力增强，长于渗湿止泻，可用于水湿泄泻、咳痰。

使用注意 车前子适用于急性泌尿系感染、泌尿系结石属下焦湿热者；急性肠胃炎、细菌性痢疾属暑湿或湿热者；急性结膜炎属肝热者、肝肾虚者；急、慢性支气管炎引起的有痰咳嗽属肺热者。需注意以下几点：❶ 车前子性寒滑利，单品不宜久服，当中病即止；❷ 脾胃虚寒、内伤劳倦、肾虚滑精、肾阳虚及气虚下陷者忌用；❸ 大便秘结、早泄患者忌用；❹ 尿崩患者忌用；❺ 孕妇慎用。

选购秘笈 车前子以籽粒饱满、个大、质坚硬、色黑棕有光泽、种脐明显者为佳。常见伪品有小车前和荆芥子，正品车前子为长圆形或类三角形；小车前呈船状椭圆形，腹面中部明显凹下，略呈船槽形；荆芥子呈椭圆状三棱形。车前子有明显种脐，小车前

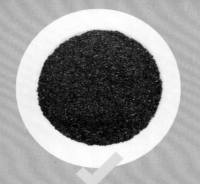

车前子

和荆芥子均无种脐，荆芥子一端有细小的黄白色果柄痕。车前子嚼之稍有黏性，小车前味稍咸，荆芥子嚼之有香气。

家用妙方

经验方 1：化湿止泻，健脾利水

炒车前子 10 克，红茶 3 克。

　　将红茶和车前子放入瓷杯中，用沸水冲泡，并加盖闷 10 分钟即可饮用。也可将红茶和车前子（含大量黏液质，煎煮时易糊锅，必须用纱布包起来）放入砂锅中，加适量清水煎煮成浓汁。每日 1~2 剂，分 2 次温服。适用于脾虚水泻。

经验方 2：治单纯性肥胖

荷叶、车前子各等份。

　　将荷叶、车前子研成末，混合均匀，15~30 克装一个纱布袋。每天早晨起床后及每晚睡前空腹各取 1 袋，用开水 250 毫升浸泡 10~15 分钟，1 次服完。30 天为 1 个疗程，1 个疗程后，停药 2 周，再续服下一个疗程。本方消炎利水，降脂减肥，对单纯性肥胖有良好效果。尿多者忌服。

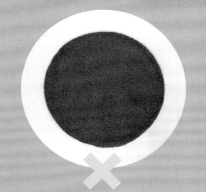

车前子伪品（炒制后的葶苈子）

车前子田螺汤
尿道炎

车前子 50 克，大枣 10 个，田螺 1000 克，盐适量。

　　先用清水浸养田螺 1～2 天，期间要经常换水，以漂去污泥，然后将田螺捞出，仔细清洗干净，再用钳子钳去尾部。用纱布包好洗净的车前子；大枣洗净。把车前子包、大枣、田螺一起放入开水锅内，大火煮沸，改小火煲 2 小时，加盐调味即可。本汤具有利水通淋、清热祛湿的作用，可用于尿道炎之排尿灼痛、涩痛不畅等症，起辅助治疗作用。

车前子粥
养胃生津，利尿通淋

车前子 35 克，青粱米 108 克。

　　将车前子用纱布包好，加水煎煮取汁，然后将青粱米淘洗干净，放入砂锅中，同车前子汁煮粥，至粥成汤稠即可。每日 1 剂，分 2 次于空腹时食用。适用于脾肾不足、湿热内蕴、膀胱不利所致的老年人腹痛肠鸣，日夜无度，小便短黄，痢下赤白，烦热不止等。现代可用于急慢性肠炎、高血压、高脂血症、急慢性泌尿系感染、急性肾小球肾炎等。

温里药

性效 本类药物多味辛而性温热，辛散温通偏走脏腑而能温里散寒，温经止痛，个别药物还可助阳回阳，可以治疗里虚寒证。

以温脾为主的药，可用治外寒入侵、直中脾胃或脾胃虚寒证，症见脘腹冷痛、呕吐泄泻、舌淡苔白等；以温肺为主的药物，用治肺寒痰饮证，症见痰鸣咳喘、痰白清稀、舌淡苔白滑等；以暖肝为主的药物，用治寒侵肝经的少腹痛、寒疝腹痛或厥阴头痛等；以温肾为主的药物，用治肾阳不足证，症见阳痿宫冷、腰膝冷痛、夜尿频多、滑精遗尿等。

温补心肾的药物，用治心肾阳虚证，症见心悸怔忡、畏寒肢冷、小便不利、肢体浮肿等。具有回阳功能的药还可用于亡阳厥逆证，症见畏寒蜷卧、汗出神疲、四肢厥逆、脉微欲绝等，如书中所介绍的肉桂、吴茱萸、花椒、小茴香。

凡以温养脏腑、祛除寒邪，提高机体生理功能活动为主要功效，治疗里寒证的药物，称为温里药。

使用注意

1. 本类药物多辛热燥烈，实热证、阴虚火旺、精血亏虚者忌用。
2. 阳盛格阴或真热假寒之证禁用。
3. 孕妇慎用或忌用。
4. 中病即止，以免耗阴动火。

肉桂

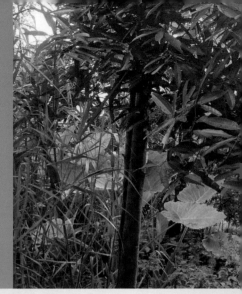

【性味归经】辛、甘，大热。归肾、脾、心、肝经。

功能主治 补火助阳，引火归原，散寒止痛，温通经脉，用于阳痿宫冷，腰膝冷痛，肾虚作喘，虚阳上浮，眩晕目赤，心腹冷痛，虚寒吐泻，寒疝腹痛，痛经经闭。

炮制方法 除去杂质及粗皮。用时捣碎。

用法用量 用生品，水煎服，1～5克。

使用注意 肉桂适用于疝气属寒凝气滞者；腰肌劳损属肾阳不足者。需注意以下几点：❶ 性味辛热，不宜久服，以免伤阴动血；❷ 热证、阴虚阳亢、出血者忌用；❸ 不宜与赤石脂同用；❹ 孕妇忌用。

选购秘笈 肉桂外表面灰棕色，稍粗糙，有的可见灰白色的斑纹；内表面红棕色，略平坦，用指甲划之显油痕。质硬而脆，易折断，断面不平坦，外层棕色而较粗糙，内层红棕色而油润，两层间有 1 条黄棕色的线纹。气香浓烈，味甜、辣。以皮厚、体重、表纹细致、含油量高、香气浓、甜味重而微辛者为佳。

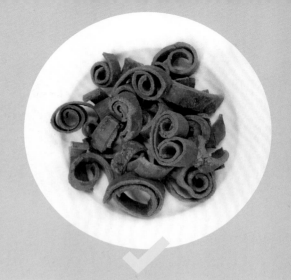

优质肉桂丝

家用妙方

经验方 1：散寒止痛

高良姜 6 克，香附 6 克，肉桂 6 克，胡椒 3 克，丁香 1.5 克。

以上药物共同研成细粉，装入密封瓶，备用。每次服 6 克，日服 2 次，用淡盐开水冲服。用于寒性腹痛。

经验方 2：祛风散寒，收敛祛湿

五倍子、煅龙骨、白矾、蝉蜕各 30 克，肉桂 10 克。

将以上药物用 1000 毫升清水浸泡 30 分钟，然后上火煮沸 20～30 分钟，将煎得药液倒入盆中，晾到与体温接近时，把阴囊全部浸入药液中，浸洗约 30 分钟即可。每日早、晚各 1 次。每剂药可用 2 天，5 剂为 1 个疗程。适用于睾丸鞘膜积液，小儿应用时，去蝉蜕，各药剂量减半。

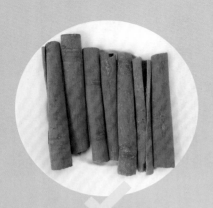

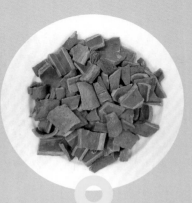

优质肉桂筒   一般肉桂

桂椒炖猪肚
治痛经

猪肚 150 克，肉桂 2 克，花椒 2 克，小茴香 2 克，粳米 30 克，葱、姜及盐适量。

将肉桂、花椒、小茴香研末，备用。猪肚洗净，装入药末、粳米及适量的葱、姜、调料，扎口入锅中，加适量水，微火煮至烂熟即成。可作中、晚餐菜肴，适量食用。适用于寒凝血瘀型痛经，症见经前或经期，小腹冷痛拒按，受寒凉而发或加重，得热则痛减，经血量少，色暗有块，畏寒肢冷，面色青白，舌质暗红等。

吴茱萸

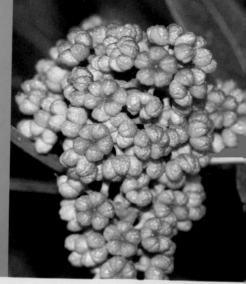

《本草纲目》记载：『开郁化滞。治吞酸，厥阴痰涎头痛，阴毒腹痛，疝气，血痢，喉舌口疮。』

【性味归经】辛、苦，热；有小毒。归肝、脾、胃、肾经。

功能主治 散寒止痛，降逆止呕，助阳止泻。用于厥阴头痛，寒疝腹痛，寒湿脚气，经行腹痛，脘腹胀痛，呕吐吞酸，五更泄泻。

炮制方法 吴茱萸：除去杂质。

制吴茱萸：取甘草捣碎，加水适量，煎汤，去渣，加入净吴茱萸，闷润吸尽后，炒至微干，取出，干燥。

用法用量 用制品，水煎服，2～5克。外用适量。生吴茱萸有小毒，多外用，用于口疮、湿疹、牙痛、高血压病；制吴茱萸兼备散寒止痛、降逆止呕、助阳止泻的功效。

使用注意 吴茱萸适用于慢性胃炎、偏头痛、牙痛、疝气痛、各种泄泻、口疮、神经性皮炎、头痛属肝胃寒气郁滞者。❶ 不可久服多服；❷ 阴虚内热者忌用；❸ 小便不利者忌用；❹ 孕妇慎用。

选购秘笈 吴茱萸是果实入药，略呈五角状扁球形，表面有多数点状突起或凹下的油点。顶端有五角星状的裂隙，横切面可见子房5室，每室有淡黄色种子1粒。气芳香浓郁，味辛辣而苦。伪品较多，有少果吴茱萸、华南吴茱萸、巴氏吴茱萸、开花吴茱萸等。伪品均不具备吴茱萸浓烈的芳香气，也没有五角星样的裂隙，有的完全开裂、有的不开裂。

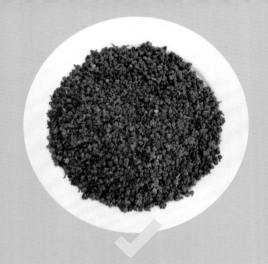

优质吴茱萸

经验方 1：暖宫止血

吴茱萸、五味子、蛇床子、海桐皮、炒杜仲各 50 克，丁香、木香各 25 克。

将以上药材共同研成粗末，每次取药末 25 克，装入布袋，用 3 大碗水煎数沸，趁热熏会阴部，待温度适宜时淋洗。每日早、晚熏洗 2 次。适用于功能性子宫出血，症状为虚冷、腹痛、月水崩漏、淋漓不断等。

经验方 2：驱寒止泄

吴茱萸 20 克，干姜 20 克，肉桂 3 克，人参 30 克，丁香 10 克，陈皮 6 克，木香 10 克，当归 10 克。

将以上药物洗净，放入砂锅，加水浸泡 30 分钟，然后煎煮；煎两次，将两次药液合并，约 400 毫升，分早、晚两次服用。适用于寒泄，症见泄泻清稀，甚至如水样，腹痛肠鸣，苔白，脉缓。湿热泄泻者忌服。

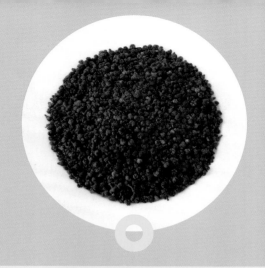

一般吴茱萸（陈货）

食疗养生

吴茱萸粥
慢性胃炎

吴茱萸 3 克，粳米 50 克，葱白少许。

将吴茱萸焙干，研为末，备用。粳米洗净，浸泡，再加适量水煮粥。粥熟后加入吴茱萸末和葱白，和匀即可食用。空腹食之。本粥温肝散寒、行气止痛，适用于肝寒犯胃引起的慢性胃炎，对心腹冷痛效果尤佳。

吴茱萸栗子羊肉汤
温中暖胃

枸杞子 20 克，羊肉 150 克，栗子 30 克，吴茱萸、桂枝 10 克，姜片适量。盐 5 克。

将羊肉洗净，切块；栗子去壳，洗净切块；枸杞子洗净，备用。吴茱萸、桂枝洗净，煎取药汁备用。锅内加适量清水，放入羊肉块、栗子块、枸杞子、姜片，大火烧沸，改用小火煮 20 分钟。再倒入药汁，续煮 10 分钟，调入盐稍煮。捞出姜片饮用即可。适用于寒疝腹痛，脘腹冷痛，泄泻等症。有热性呕吐、头痛、胃腹痛等症患者，不宜食用。

花椒

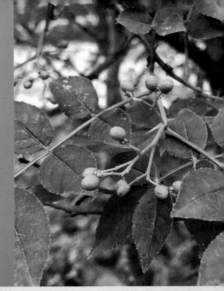

《本草纲目》记载：『散寒除湿，解郁结，消宿食，通三焦，温脾胃，补右肾命门，杀蛔虫，止泄泻。』

【性味归经】辛，温。归脾、胃、肾经。

功能主治 温中止痛，杀虫止痒。用于脘腹冷痛，呕吐泄泻，虫积腹痛；外治湿疹，阴痒。

炮制方法 花椒：除去椒目、果柄等杂质。
炒花椒：取净花椒，清炒，炒至有香气。

用法用量 水煎服，3～6克。外用适量，煎汤熏洗。生花椒辛散走窜，燥湿、杀虫、止痒作用强，外用长于杀虫止痒，用于疥疮、湿疹、皮肤瘙痒。炒花椒长于温中散寒，驱虫止痛，常用于胸腹寒痛、寒湿泄泻、虫积腹痛。

使用注意 花椒适用于寄生虫病、体癣、鸡眼；胃肠炎属寒湿者。热证、阴虚内热者忌服。孕妇慎用。

选购秘笈 花椒的来源有花椒和青椒两种。花椒外表面紫红色或棕红色，散有多数疣状突起的油点，对光观察半透明，香气浓，味麻辣而持久。青椒外表面灰绿色或暗绿色，散有多数油点和细密的网状隆起皱纹，气香，味微甜而辛。伪品是竹叶花椒，外表面红棕色至棕褐色，散有多数排列较密、较大的疣状突起油点，香气较浓，味辛辣。

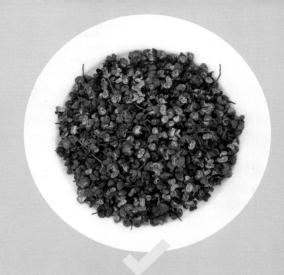

优质花椒

家用妙方

经验方 1：祛风除湿，收敛止痛

艾叶 90 克，透骨草 90 克，防风 60 克，花椒 60 克，荆芥 60 克。

　　将以上药材洗净，放入锅中，加入清水 2000 毫升，煎煮 30 分钟。过滤去渣，取药液先熏后洗。每日 1～2 次。适用于肛裂，表现为肛门褶皱破裂、溃烂等。

经验方 2：清热解毒，杀虫止痒

蛇床子 30 克，艾叶 10 克，花椒 10 克，苦参 15 克，葱白 5 段。

　　将上药加水 1500 毫升，煎煮数沸。过滤药液，倒入盆内，趁热熏蒸外阴处。待温度适宜时坐浴。每次熏洗 30 分钟，每日早、晚各 1 次。适用于外阴瘙痒。

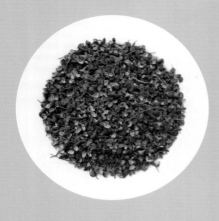

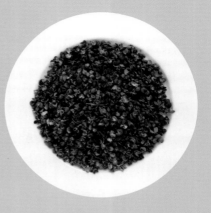

一般花椒 青椒

花椒梨
温中润肺

大雪梨 1 个，花椒 50 粒，面粉 50 克，冰糖 30 克。

将梨削去外皮，在其表面均匀地戳约 50 个小孔，把花椒逐个按入小孔内。面粉加适量水，揉成面团，擀成薄皮，包在梨的表面，放入烘箱内烤熟。取出梨，剥去表面外皮，除去花椒。将冰糖放在锅内，加少许水炼成糖汁，浇在梨上，即可食用。适用于龋齿疼痛，怕冷恶风，牙痛连及半侧头痛者。阴虚者慎服。

花椒粥
温中止痛，止泻

花椒 5~6 克，粳米 50 克（糯米亦可），砂糖适量，葱白 3 根。

将花椒研为细粉。粳米、砂糖、葱白同放入砂锅，加水 500 毫升，煮至米开汤稠，调入花椒粉，改文火煮，锅中微滚数次即可停火。适用于中焦虚寒，脘腹冷痛，寒湿泄泻，呕吐，寒痢及蛔虫病等。阴虚内热者忌食。

小茴香

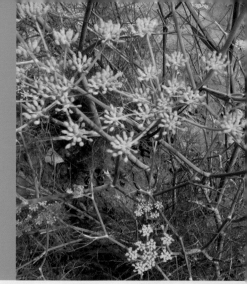

【性味归经】 辛，温。归肝、肾、脾、胃经。

功能主治 散寒止痛，理气和胃。用于寒疝腹痛，睾丸偏坠，痛经，少腹冷痛，脘腹胀痛，食少吐泻。盐小茴香暖肾散寒止痛，用于寒疝腹痛，睾丸偏坠，经寒腹痛。

炮制方法 小茴香：除去杂质。

盐小茴香：取净小茴香，喷淋适量盐水，拌匀，闷润1～2小时，至盐水被吸尽，置热锅内，用文火炒干，并有香气逸出时，取出，晾凉。

用法用量 水煎服，3～6克。

使用注意 小茴香适用于疝气属寒凝气滞者。热证、阴虚内热者忌用。孕妇慎服。

选购秘笈 小茴香表面黄绿色或淡黄色，有时有细小的果梗。分果背面有纵棱5条，横切面略呈五边形。有特异香气，味微甜、辛。以籽肥满、色黄绿、气香浓者为佳。常见伪品有藏茴香和莳萝。藏茴香与小茴香很像，但味道麻辣，一尝便知。莳萝背面有3条微隆起的肋线，腹面中央有1条棱线。

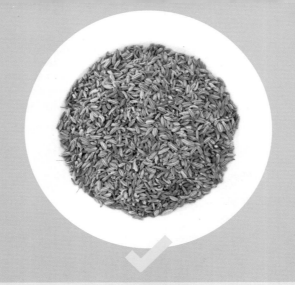

优质小茴香

经验方 1：理气止痛

小茴香 9～15 克。

将小茴香洗净，用纱布包裹，放入茶杯中，沸水冲泡，加盖闷润片刻，即可饮用。适用于嵌顿疝气。发病时间越短，效果越好。如果疝气嵌顿较久，有坏死、穿孔之可能，则不宜轻易使用本品。

经验方 2：温经散寒

小茴香 30 克，桂枝 15 克，白酒 250 克。

将小茴香与桂枝放入适宜容器内，加入白酒，密封，浸泡 6 天，即可饮用。每日服 2 次，每次 15～20 克。适用于食欲不振、消化不良及经期延后、色暗经量少、小腹冷痛、得热稍减。孕妇忌服，热证者忌服。

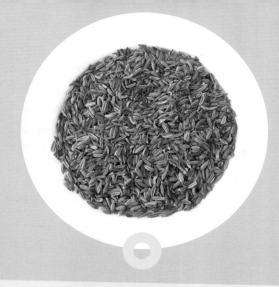

一般小茴香

卤牛肉
补气益脾，养血

牛肉1000克、白豆蔻、草豆蔻各6克、姜片、花椒粉各3克，山柰、小茴香、甘草各2克。

　　将牛肉切块，盛入容器中，用盐和花椒粉均匀地抹在牛肉上腌渍（夏天约4小时，冬天约8小时，腌渍过程中应上下对翻二三次），将全部药料装入纱布袋。卤锅中加清水1500毫升，放入牛肉和药料袋，用旺火烧开，除尽浮沫，再加酱油、料酒，改用小火将牛肉卤至烂熟，再用旺火烧开，撇开浮油，速将牛肉捞起，晾干，切片，加入味精、淋上麻油即可。适用于手术前后的补养调理，贫血，虚弱，食欲不振。

理气药

性效 本类药物多辛、苦，温，且气芳香，具有疏畅气机的作用，包括理气健脾、疏肝解郁、理气宽胸、行气止痛、破气散结等。脾胃气滞、失于运化，症见脘腹胀痛、嗳气泛酸、恶心呕吐、便秘或腹泻，宜用行气健脾药治疗。肝气郁滞、失于疏泄，症见胁肋胀痛、抑郁不乐、疝气疼痛、乳房胀痛、月经失调，用疏肝解郁药治疗。肺气壅滞、失于宣降，症见胸闷胸痛、咳嗽气喘等，宜用降气平喘药治疗。如书中介绍的陈皮、薤白、佛手、玫瑰花。

凡能疏理气机、行气消滞，以治疗气滞证或气逆证为主要作用的药物，称为理气药，亦称行气药。

　　气滞证是因气机阻滞、运行不畅所表现出的证候，主要包括脾胃气滞、肝气郁滞、肺气壅滞等证。

　　气逆证是气机升降失常、逆而向上所致之证，以肺胃之气上逆和肝气升发太过为主要证候。

使用注意

1. 本类药物多辛温香燥，易耗气伤阴，气阴虚者慎用。
2. 中病即止，以免耗阴动火。
3. 孕妇慎用或忌用。
4. 含挥发性成分，不宜久煎，以免影响药效。

陈皮

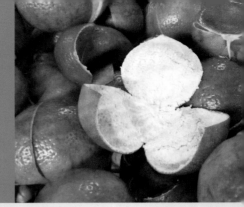

《本草纲目》记载：『疗呕哕反胃嘈杂，时吐清水，痰痞，痃疟，大肠闷塞，妇人乳痈。入食料，解鱼腥毒。』

【性味归经】苦、辛，温。归肺、脾经。

功能主治 理气健脾，燥湿化痰。用于脘腹胀满，食少吐泻，咳嗽痰多。

炮制方法 除去杂质，喷淋水，润透，切丝，干燥。

用法用量 用生品，水煎服，3～10克。

使用注意 陈皮适用于慢性胃炎及消化性溃疡属脾胃气滞者。内有实热或气阴不足者忌用。忌食生冷、黏腻、易生痰湿之品。

选购秘笈 陈皮又分陈皮和广陈皮。陈皮外表面橙红色或红棕色，有细皱纹和凹下的点状油室；内表面浅黄白色，粗糙，附黄白色或黄棕色筋络状维管束，质稍硬而脆，气香，味辛、苦。广陈皮常3瓣相连，形状整齐，厚度均匀，点状油室较大，对光照视，透明清晰，质较柔软。广陈皮价格较高。

家用妙方

经验方1：缓解习惯性便秘

绿茶包1袋，红糖10克，陈皮5克，绿豆30克。

　　将陈皮洗净，切成小块备用。绿豆洗净，再放入清水中浸泡2小时，备用。将绿茶与陈皮放入砂锅中，先加800毫升水，大火烧开后转文火再煮5分钟，滤渣取汤。在汤内加入泡软的绿豆与少许红糖，续煮10分钟，滤出汤汁即可饮用。尤其适合秋季习惯性便秘。

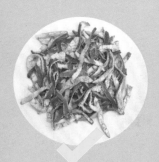
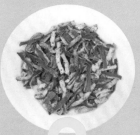
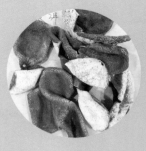

| 优质陈皮 | 一般陈皮 | 广陈皮 |

家用妙方

经验方 2：降逆安胎，理气和胃

陈皮 3 克，苏梗 6 克，红茶 1 克，生姜 2 片。

陈皮、苏梗洗净，备用。将陈皮、苏梗、生姜剪碎后与红茶一起放入杯中，用开水闷泡 10 分钟即可，也可加水煎煮 10 分钟，代茶饮。每日 1 剂，可冲泡 2～3 次，不拘时温服。适用于恶心呕吐、妊娠恶阻、头晕厌食、食入即吐等症状。

食疗养生

陈皮肉丁汤
理气调中，开胃消食

山楂 15 克，陈皮、枳壳各 10 克，猪瘦肉 100 克，盐适量。

先将猪瘦肉洗净，切丁，用盐腌渍待用；山楂、陈皮、枳壳分别洗净备用。山楂、陈皮、枳壳入锅，加水煎煮 30 分钟。再下入猪肉丁煮至熟，最后调入盐即可。本汤对胃肠功能具有很好的保护作用，可用于食积、气滞。陈皮不宜多服、久服。

薤白

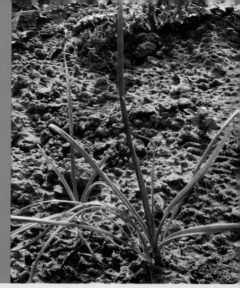

《本草纲目》记载：
「治少阴病厥泄痢，及胸痹刺痛，下气散血，安胎。温补，助阳气。」

【性味归经】辛、苦，温。归心、肺、胃、大肠经。

功能主治 通阳散结，行气导滞。用于胸痹心痛，脘腹痞满胀痛，泻痢后重。

炮制方法 夏、秋二季采挖，洗净，除去须根，蒸透或置沸水中烫透，晒干。

用法用量 用生品，水煎服，5～10克。

使用注意 薤白适用于冠心病、心绞痛、慢性支气管炎、支气管扩张属痰气阻滞者。需注意以下几点：❶ 气虚者慎服；❷ 胃弱纳呆及不耐蒜味者忌服；❸ 外感热病、阴虚火旺、血虚血热不宜单味用。

选购秘笈 薤白为鳞茎入药，来源为小根蒜和薤。小根蒜表面黄白色或淡黄棕色，皱缩，半透明；质硬，角质样；有蒜臭，味微辣。薤表面淡黄棕色或棕褐色，具浅纵皱纹；质较软，嚼之黏牙。两种均以身干、体重、个大、质坚、形饱满、黄白色、半透明者为佳。常见伪品是绵枣儿，与薤白的区别：有的鳞茎外部为数层膜质鳞叶，其内为棕黄色半透明的鳞片，有纵沟及皱纹；气味微辣。

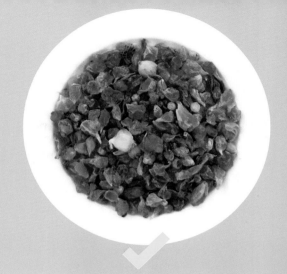

优质薤白

经验方 1：治冠心病

瓜蒌 15 克，薤白 10 克，枳壳 10 克，红花 6 克，茜草 10 克，牛膝 15 克。

将以上药物洗净，一同放入砂锅中，加适量清水浸泡 30 分钟，再上火煎煮，煎 2 次，将 2 次药液合并服用。每日 1 剂，分 2 次服。本方通阳散结、化瘀开痹，适用于阳虚、瘀血闭阻引起的冠心病，主要症状为胸痹、心痛。

经验方 2：化痰通脉

瓜蒌 30 克，薤白 20 克，糯米酒 150 克。

将瓜蒌捣碎，备用；再将瓜蒌与薤白洗净，一同放入砂锅中，加适量水与糯米酒，煮取 150 毫升，去渣取汁服用。发作时即服 50 毫升，平时每日 1 剂，每日分 3 次饭前服。连服 1 周以上。适用于痰浊阻脉型冠心病，症见胸闷痛胀满、口黏乏味、纳呆脘胀、恶心呕吐、痰多且稠、头重身困等。

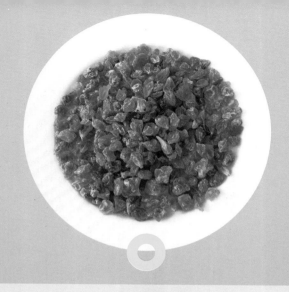

一般薤白

瓜蒌薤白天麻粥
治高血压

瓜蒌 15 克，薤白 15 克，天麻 10 克，粳米 100 克，冰糖适量。

　　将瓜蒌、薤白、天麻洗净，放入砂锅中，加适量清水煎煮，去渣取汁，备用。将粳米淘洗干净，放入锅中，加适量水，再把药汁兑入，一同煮粥。煮至米烂熟，加入冰糖调味，即可食用。每日 1 份，分早、晚两餐服食，2 周为 1 个疗程。本粥化痰泄浊、宣通阳气、潜阳护胃，适用于痰浊中阻型高血压 II 期，症见眩晕、头痛、头重如裹、头胀、倦怠，心烦欲呃，或胸闷时吐痰涎，少食多寐。

佛手

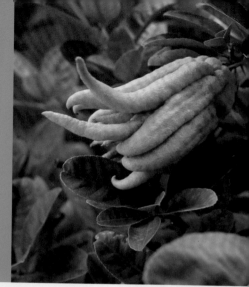

《本草纲目》记载：『煮酒饮，治痰气咳嗽。煎汤，治心下气痛。』

【性味归经】辛、苦、酸，温。归肝、脾、胃、肺经。

功能主治 疏肝理气，和胃止痛，燥湿化痰。用于肝胃气滞，胸胁胀痛，胃脘痞满，食少呕吐，咳嗽痰多。

炮制方法 秋季果实尚未变黄或变黄时采收，纵切成薄片，晒干或低温干燥。

用法用量 用生品，水煎服，3～10克。

使用注意 佛手适用于急慢性肝炎、胆囊炎、胆道感染属肝胆气滞者。需注意以下几点：❶ 本品辛温苦燥，不宜过量服用；❷ 气阴虚者慎服；❸ 阴虚火旺者忌服。

选购秘笈 佛手以身干、个整、绿边白瓤、质坚、香气浓者为佳。佛手片外皮黄绿色或橙黄色，有皱纹和油点。果肉浅黄白色或浅黄色，散有凹凸不平的线状或点状维管束；质硬而脆，受潮后柔韧；气香，味微甜后苦。伪品是佛手瓜，外表面黄白色，偶见刺状突起，无凹点；内表面类白色，散有点状维管束；质硬脆，粉性；气微，味微甘。

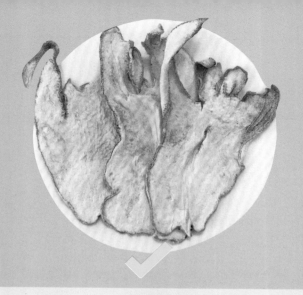

优质佛手

经验方 1：疏肝理气，消食化痰

佛手 30 克，白酒 1000 克。

　　先将佛手洗净，用清水泡软后切成小方块，晾干，放入酒坛中，加入白酒，密封浸泡 5 天后搅拌 1 次，10 天后过滤去渣，即可饮用。适用于肝气郁结、脾胃气滞、情志抑郁、食欲不振、胸胁胀痛、常郁不乐、恶心呕吐、咳嗽痰多等症。每日服 2 次，每服 15 ~ 20 克。气阴两虚者忌服。

经验方 2：和胃止痛，理气解郁

佛手 10 克，玫瑰花 6 克。

　　将佛手、玫瑰花用清水洗净，备用。将洗净的佛手和玫瑰花放入茶杯中，用沸水冲泡 5 分钟即可。每日 1 剂，代茶饮，不拘时温服。适用于胁肋胀痛，肝胃不和，胃脘疼痛，嗳气少食。气阴虚者忌服。

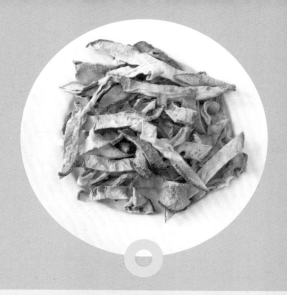

一般佛手

佛手排骨
活血行气，补肾健脑

佛手片 6 克，排骨 200 克，丹参 15 克，核桃仁 5 个，蔗糖 50 克。

佛手、丹参洗净，备用；先将排骨洗净，开水氽烫，除去浮沫，捞出。排骨再加 20 倍量水煮沸，将洗净的佛手、丹参加入共煮 30 分钟，再把核桃仁、蔗糖捣烂成泥，加入汤中，用文火再煮 10 分钟服食，每日 2 次。适用于精神疲劳、神经过敏、失眠健忘等症。

玫瑰花

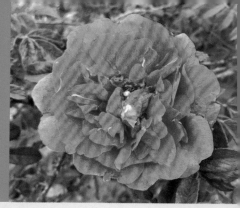

《本草纲目拾遗》记载：「和血，行血，理气。治风痹。」

【性味归经】甘、微苦，温。归肝、脾经。

功能主治 行气解郁，和血，止痛。用于肝胃气痛，食少呕恶，月经不调，跌扑伤痛。

采收加工 春末夏初花将开放时分批采摘，及时低温干燥。

用法用量 用生品，水煎服或泡水代茶饮，3～6克。

使用注意 玫瑰花适用于冠心病、慢性肝炎、抑郁症、消化不良、月经不调、更年期综合征属血瘀气滞或肝胃不合者，但气阴不足、血虚血燥者慎用，孕妇慎用。

选购秘笈 玫瑰花花托半球形，萼片5，黄绿色或棕绿色，被有细柔毛；花瓣紫红色，有的黄棕色；体轻，质脆。气芳香浓郁，味微苦涩。以花色紫红鲜艳、朵大不散瓣、香气浓郁者为佳。玫瑰花的劣质品为变质陈货，形状与玫瑰花相同，但花瓣已变色，为淡棕黄色、红黄色或暗紫红色，多破碎，微有香气。

家用妙方

经验方1：利尿消炎

玫瑰花10克，金银花10克，绿茶少许。

　　玫瑰花、金银花洗净，放入瓷杯中，再加入绿茶。往杯中倒入沸水，加盖闷泡片刻，即可饮用，代茶饮。适用于泌尿系感染或慢性肾小球肾炎。此茶久服无副作用，脾胃虚寒者慎服。

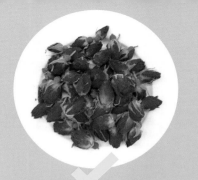
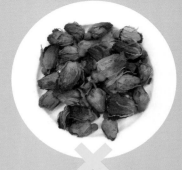

优质玫瑰花　　　　　　　　质差玫瑰花

家用妙方

经验方 2：治闭经

玫瑰花 15 克，夏枯草 10 克，蜂蜜 1 匙。

先将夏枯草洗净放在杯中，注入开水。第一泡茶倒掉不喝，在第二泡中加入洗净的玫瑰花，然后再注入适量开水冲泡。待稍凉，加入蜂蜜即可饮用。适用于气滞血瘀引发的闭经，主要症状是月经数月不行，乳房、小腹胀痛，暴躁、心烦不安，舌质紫暗，边有瘀点。

食疗养生

玫瑰花烤羊心
补心安神

鲜玫瑰花 50～60 克，食盐 50 克，羊心 500 克。

鲜玫瑰花洗净，沥去水分放入锅内，加少量食盐，煎煮 10 分钟，煎得的汁液冷却后备用。羊心洗净，切成小块串在烤钎上，蘸玫瑰花盐水在火上烤熟，趁热食之。适用于心血气虚，惊悸失眠，郁闷不乐者。

消食药

性效 消食药大多味甘性平，具有消食和中、健运脾胃的作用。主要治疗酒食、油腻食物以及饮食不节导致的食积停滞，症见脘腹胀满、嗳腐吞酸、恶心呕吐、不思饮食、泄泻或便秘等。有些药物还具有健脾、养胃、排石、活血等功效，如书中介绍的山楂、麦芽、莱菔子、鸡内金。

凡能消导积滞、帮助消化、促进食欲，用以治疗饮食积滞证的药物，称为消食药。

食积证是由于暴饮暴食、饮食过量或平素脾胃虚弱、运化失常，致食物不能被正常消化，存积于胃肠中，导致脾胃升降失常的病症。

 使用注意

本类药物作用相对缓和，但有些药亦有耗气之虞，气虚无积滞者应慎用；平素脾胃虚弱而食积者，当以调养脾胃为主，不宜单用或过量用，以免再伤脾胃。两种以上消食药同用时，应适当减量。用药过程中需顾护脾胃，忌食难消化食物，忌食生冷、油腻、辛辣刺激性食物；同时关注是否有反酸、胃灼热（烧心）、易饿等不适症状。

山楂

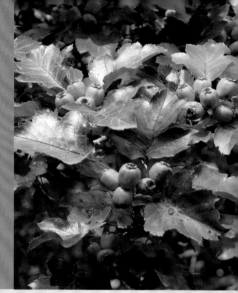

【性味归经】 酸、甘，微温。归脾、胃、肝经。

功能主治 健胃消食，行气散瘀，化浊降脂。用于肉食积滞，胃脘胀满，泻痢腹痛，瘀血闭经，产后瘀阻，心腹刺痛，胸痹心痛，疝气疼痛，高脂血症。

炮制方法 生山楂：除去杂质及脱落的核。

炒山楂：取净山楂片，置热锅内，用文火炒至颜色变深，取出，晾凉。

焦山楂：取净山楂片，置热锅内，用中火炒至表面焦褐色，喷淋清水少许，熄灭火星，取出，晾干。

用法用量 水煎服，9～12克。生山楂长于消食散瘀，用于饮食积滞及气滞血瘀证。炒山楂酸味减少，可缓和对胃的刺激，长于消食健胃，用于食滞兼脾胃虚弱者。焦山楂不仅酸味减弱，且苦味增加，消食导滞作用增强，用于肉食积滞，泻痢不爽。

使用注意 山楂适用于消化不良、细菌性痢疾、冠心病、高血压、高血脂、脂肪肝患者。需注意以下几点：❶ 用量不宜过大，以免引起胃部不适；❷ 脾胃虚弱而无积滞者慎用；❸ 胃酸分泌过多者慎用。

选购秘笈 山楂外皮红色，具皱纹，有灰白色小斑点。果肉深黄

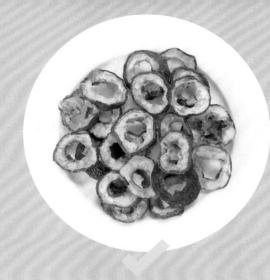

优质山楂

色至浅棕色。中部横切片具 5 粒浅黄色果核，但核多脱落而中空。气微清香，味酸、微甜。以片大、肉厚、皮红、核少者为佳。另有地方习用品南山楂，个较小，有的压成饼状，表面具细密皱纹。质硬，果肉薄。气微，味酸、涩。

家用妙方

经验方 1：益脾胃，助消化

山楂 250 克，龙眼肉（桂圆肉）250 克，大枣 30 克，红糖 30 克，米酒 1000 克。

先将山楂、龙眼肉、大枣洗净去核沥干，然后碾为粗碎，置适宜容器中，加入红糖和米酒，搅匀，密封浸泡 10 天后开封，过滤、澄清即可饮用。适用于肉食积滞，脾胃不和，脘腹胀满，消化呆滞，面色萎黄等症。经常食用能增强机体免疫力。

经验方 2：化瘀，行滞

鲜山楂 30 克，决明子 10 克，嫩荷叶 15 克，生槐米 5 克，白糖适量。

将以上四味药洗净，放入砂锅内，加适量清水煎煮，至山楂酥烂时，用汤勺把山楂碾压碎，再继续煎煮 10 分钟左

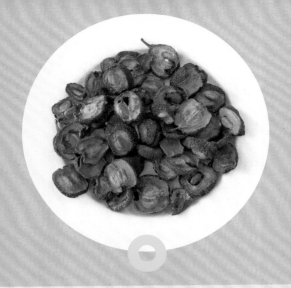

一般山楂

右，然后滤取煎液，调入白糖即可，待晾温后饮用。每日 1 剂，代茶饮，不拘时频饮。适用于高脂血症。

山楂酱牛腱
消食化积，活血散瘀

山楂 30 克，牛腱子肉 2500 克，姜 50 克，精盐 150 克，白糖 250 克，酱油 500 克，白酒 50 克，熟硝 1 克。

　　牛腱子肉切成两块，用凉水浸泡 20 分钟，捞出放入开水锅里紧一下，然后放入凉水里投凉，洗净。将罐里装入澄清老汤，放入山楂、调料和熟硝，再把牛腱子肉放入罐内，放在慢火上煮 2.5 小时。牛腱子肉熟透，捞出放入盘内，待晾凉后，浇上酱油即成。适用于食积不化、胸腹胀满、高脂血症、血瘀痛经等。

麦芽

《本草纲目》记载：消化一切米、面、诸果食积。

【性味归经】甘，平。归脾、胃经。

功能主治 行气消食，健脾开胃，回乳消胀。用于食积不消，脘腹胀痛，脾虚食少，乳汁郁积，乳房胀痛，妇女断乳，肝郁胁痛，肝胃气滞。

炮制加工 麦芽：除去杂质。

炒麦芽：取净麦芽，置热锅内，用文火炒至表面棕黄色，微鼓起时，取出，晾凉。

焦麦芽：取净麦芽，置热锅内，用文火 90～120℃炒至表面焦褐色，取出，晾凉。

用法用量 水煎服，10～15 克；回乳炒用 60 克。生麦芽健脾和胃，疏肝行气，用于脾虚食少，乳汁郁积；炒麦芽行气消食回乳，用于食积不消，妇女断乳；焦麦芽消食化滞，用于食积不消，脘腹胀痛。

使用注意 麦芽适用于消化不良及消化系统疾病见食积不化者。需注意以下几点：❶ 脾胃虚弱而无积滞者慎用；❷ 小儿食积化热者不宜单用；❸ 胃酸过多、消化性溃疡者忌服。

选购秘笈 麦芽呈梭形，表面淡黄色，背面为外稃包围，具 5

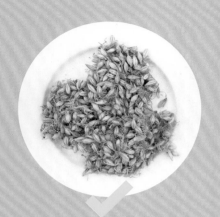

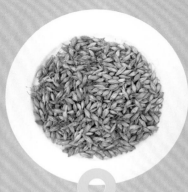

优质麦芽　　　　　　　　　　　　一般麦芽

脉；腹面为内稃包围。除去内、外稃后，腹面有 1 条纵沟；基部胚根处生出幼芽和须根，幼芽长披针状条形。须根数条，纤细而弯曲。质硬，断面白色，粉性。气微，味微甘。伪品是小麦，呈卵形，腹部有 1 深沟，外稃膜质，具条纵脉，内稃与外稃等长。

家用妙方

经验方 1：行气化湿，消积导滞

麦芽 30 克，香附 15 克，苍术 12 克，莱菔子 10 克，炒鸡内金 3 ～ 5 克，粳米 60 克，白糖适量。

将以上药味放入砂锅内，加适量水煎煮，去渣取汁，再将淘洗干净的粳米放入药汁内煮粥，待粥熟后放入白糖，再稍煮即可。每日 2 次，温服。适用于肝硬化腹水、大便干燥、小便不利等。

经验方 2：消食化积

山楂 15 克，麦芽 10 克，莱菔子 8 克，大黄 2 克。

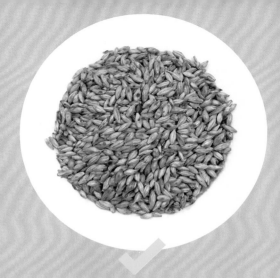

炒麦芽

　　将山楂、麦芽、莱菔子、大黄洗净，一同放入瓷杯中，加入沸水冲泡，加盖闷 10 分钟即可饮用。每日 1 剂，代茶饮用。适用于食积不消、食欲不振等。

食疗养生

健脾消食蛋羹
补脾益气，消食开胃

山药 15 克，麦芽 15 克，茯苓 15 克，莲子肉 15 克，山楂 20 克，鸡内金 30 克。

　　鸡蛋数枚。将以上 6 味药物共同研成细粉，备用。取鸡蛋 2 枚，打入碗中，不断搅匀，再加入药粉 5 克，继续搅匀。然后加适量水，搅匀，放入蒸锅或微波炉，加热做成蛋羹，加盐或白糖调味即可。每日服用 1~2 次。适用于饮食积滞，症见胃脘胀满疼痛，嗳腐吞酸，恶心吐食，或大便不爽。

莱菔子

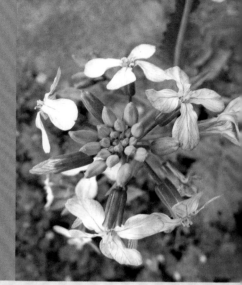

《本草纲目》记载：『下气定喘，治痰，消食，除胀，利大小便，止气痛，下痢后重，发疮疹。』

【性味归经】辛、甘，平。归肺、脾、胃经。

功能主治 消食除胀，降气化痰。用于饮食停滞，脘腹胀痛，大便秘结，积滞泻痢，痰壅咳喘。

炮制加工 莱菔子：除去杂质，洗净，干燥。

炒莱菔子：取净莱菔子，置热锅内，用文火炒至表面微鼓起，有香气逸出时，取出，晾凉。

用法用量 多用炒莱菔子，4.5～9克，用时捣碎。

使用注意 莱菔子适用于消化不良、便秘、术后腹胀、肠梗阻、胃炎、胰腺炎见食积气滞者。需注意以下几点：❶ 气虚及无食积、痰滞、脏器下垂者慎用；❷ 痰黄者不宜单用；❸ 低血压者不宜长期使用；❹ 不宜与人参同用；❺ 不宜与地黄、何首乌同用。

选购秘笈 莱菔子为萝卜的成熟种子入药。呈类卵圆形或椭圆形，稍扁。表面黄棕色、红棕色或灰棕色。一端有深棕色圆形种脐，一侧有数条纵沟。种皮薄而脆，子叶2枚，黄白色，有油性。气微，味淡、微苦辛。以颗粒饱满、无杂质、油性大、色红为佳。

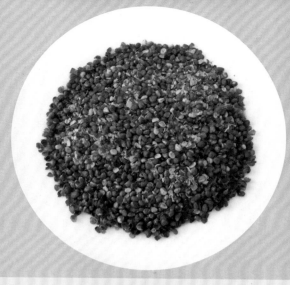

炒莱菔子

家用妙方

经验方 1：消胀止痛

莱菔子 120 克，葱 150 克（连须根），生姜 60 克，白酒 1 杯。

将莱菔子、葱、生姜放入砂锅中，加适量清水煎煮，取汁 1000 毫升，加 1 杯白酒。由上而下，由右至左洗擦腹部，每次 30 分钟，每日 2 次。适用于气滞腹痛，表现为腹痛胀闷者。

经验方 2：活血理气，润肠通便

莱菔子 20 克，当归 20 克，蜂蜜 200 克。

先将莱菔子和当归加 6 倍的水，煎熬 2 小时，共煎 2 次，沉淀后，用纱布过滤、去渣、取汁，然后将药液放入蜂蜜中混合均匀，煮沸后装瓶备用。每次服 50～100 毫升，每日 2 次，连服 3 日。适用于习惯性便秘。有出血证者慎服。

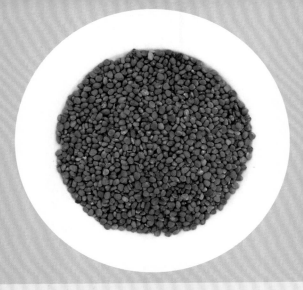

生莱菔子

莱菔子山楂粥
理气，活血化瘀

莱菔子 15 克，焦山楂 12 克，焦槟榔 10 克，当归 15 克，川芎 10 克，木香 10 克，赤芍 15 克，粳米 60 克。

将以上 7 味药洗净，放入砂锅浸泡 30 分钟，再加适量水煎煮，煎 2 次，去渣取汁。将粳米洗净，略泡，再加入适量水和药汁，煮粥。煮至米熟烂，即可服食。每日 1 剂，分 2 次温服，连服 10 天。适用于慢性盆腔炎属气滞血瘀者。

鸡内金

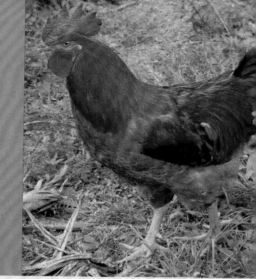

《本草纲目》记载：「治小儿食疟，疗大人（小便）淋漓、反胃，消酒积，主喉闭、乳蛾，一切口疮、牙疳，诸疮。」

【性味归经】甘，平。归脾、胃、小肠、膀胱。

功能主治 健胃消食，涩精止遗，通淋化石。用于食积不消，呕吐泻痢，小儿疳积，遗尿，遗精，石淋涩痛，胆胀胁痛。

炮制加工 鸡内金：洗净干燥。

炒鸡内金：取净鸡内金，置热锅内，用文火炒至卷边鼓起，表面暗黄褐色或焦黄色，取出，晾凉。

醋鸡内金：取净鸡内金，置热锅内，用文火炒至卷边鼓起，呈暗黄褐色时，喷淋米醋，炒干，取出，晾凉。

用法用量 多用炒鸡内金，水煎服，3～10 克。

使用注意 鸡内金适用于消化不良、胃炎、胆囊炎、肝胆结石、泌尿系结石及体虚遗精、小儿遗尿、尿频者。需注意以下几点：❶ 脾虚无积滞者慎用；❷ 腹胀、泄泻者不宜单用；❸ 胃酸过多者不宜服用。

选购秘笈 鸡内金为不规则卷片，表面黄色、黄绿色或黄褐色，薄而半透明，具明显的条状皱纹。质脆，易碎，断面角质样，有光泽。气微腥，味微苦。有些不法商贩在鸡内金表面附着食盐及淀粉等颗粒物，来增加重量。常见伪品是鸭内金，较鸡内金大，表面黑绿色或紫黑色，皱纹少，质硬，断面角质样。气腥，味微苦。

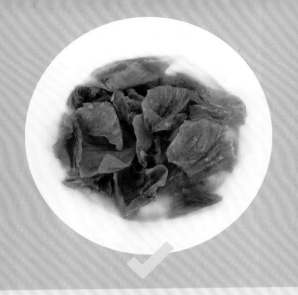

优质鸡内金

经验方 1：清热利湿，消积化瘀

赤小豆 50 克，鸡内金 15 克。

　　将鸡内金研末备用。将赤小豆洗净，放入锅中，加水煮至豆烂，调入鸡内金末，即成。当早餐食用。适用于因湿热下注以致膀胱气化不利而引起的尿频尿急、尿道疼痛、尿液浑浊、小腹作胀等症。痛风病人不宜食用。

经验方 2：治尿道结石

鸡内金 10 克，金钱草 20 克，海金沙 25 克，冰糖 10 克。

　　药材洗净，备用；将海金沙用纱布包扎好，与鸡内金、金钱草一起放入锅中，加 500 毫升水。以大火煮沸后再转小火煮 10 分钟左右，加入冰糖即可。适用于石淋疼痛，也可用于消化不良，症见上腹痛、上腹胀、早饱、嗳气、食欲不振、恶心、呕吐等症状。

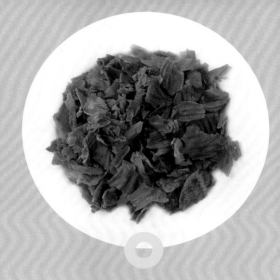

一般鸡内金

鸡内金粉粥
消积健脾

鸡内金 6 克，陈皮 3 克，砂仁 1.5 克，粳米 30 克，白糖少许。

　　将鸡内金、陈皮、砂仁共研成细末。将粳米淘洗干净，放入锅内，加鸡内金、陈皮、砂仁细末，加水搅匀，用旺火煮沸，再用文火熬熟，加入白糖搅匀即可。适用于小儿饮食不节，脾胃受损，肚腹胀大，面黄肌瘦，呕吐，大便黏滞等症。小儿脾胃虚弱无积滞者不宜服食。

止血药

性效　本类药物性多寒凉，味多苦、涩，均具有止血作用。适用于出血证，如咯血、吐血、衄血、便血、尿血、崩漏、紫癜及跌打损伤等体内外各种出血病证。

分类　根据止血药的功效及其主治证可分为凉血止血药、温经止血药、化瘀止血药、收敛止血药。书中涉及凉血止血、化瘀止血和收敛止血三种药。

1. **凉血止血药**　性寒凉，味多甘、苦，用于血热妄行所致的出血证，症见发热、面赤、口燥、咽干、脉数、血色鲜红，如书中所讲的槐花。

2. **化瘀止血药**　性温或平，味多辛、苦，用于跌打损伤、瘀阻经脉所致血不循经的出血证，症见局部瘀紫肿痛等，如书中所讲三七。

3. **收敛止血药**　性平或凉，味多涩，用于多种原因引起的出血，以虚损不足之出血证用之效佳，主要用于出血而无瘀滞者，如书中所讲白及。

凡能加快凝血过程，或消除导致血不循经的因素，从而达到制止体内、外出血作用，治疗出血证为主要功能的药物，称为止血药。

使用注意 凉血止血药药性多寒凉，易伤阳或留瘀，不宜单独或过量使用，忌用于虚寒性出血。化瘀止血药行散之性较强，出血无瘀者及孕妇应慎用。收敛止血药收涩力强，有敛邪留瘀之弊，出血有瘀或有邪实者，应慎用。出血过多者，可配合补气补血药。止血药皆应中病即止。

槐花

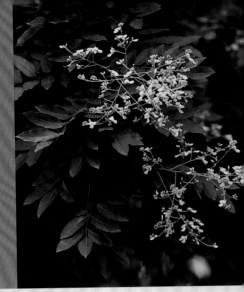

《本草纲目》记载：「炒香频嚼，治失音及喉痹，又疗吐血、衄血、崩中漏下。」

【性味归经】苦，微寒。归肝、大肠经。

【功能主治】凉血止血，清肝泻火。用于便血，痔血，血痢，崩漏，吐血，衄血，肝热目赤，头痛眩晕。

【炮制加工】槐花：除去杂质及灰屑。

炒槐花：取净槐花，置热锅内，用文火 80～100℃炒至表面深黄色，取出，晾凉。

槐花炭：取净槐花，置热锅内，用文火 90～120℃炒至表面焦褐色，喷淋清水少许，熄灭火星，取出，晾干。

【用法用量】水煎服，5～10克。生槐花长于凉血、清肝泻火，多用于血热所致的吐血、衄血、血痢、便血、痔疮出血和肝火上炎所致的目赤头痛；还可清肝降压。炒槐花清热凉血作用逊于生槐花，止血作用优于生槐花。槐花炭止血力量最强。

【使用注意】槐花适用于胃及十二指肠溃疡出血、痔疮出血、功能性子宫出血属血热妄行者；高血压属肝火上炎者。需注意以下几

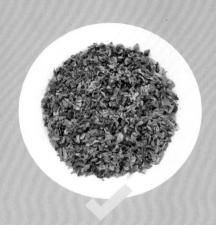

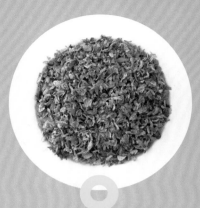

优质槐花   一般炒槐花

点：❶ 槐花苦寒，有败胃伤阳之弊，应注意用量；❷ 脾胃虚寒及阴虚发热而无实火者慎用；❸ 热痢初起、瘀血积滞者不宜单味使用。

选购秘笈 槐花皱缩而卷曲，花瓣多散落。完整者花萼钟状，黄绿色，先端 5 浅裂；花瓣 5 片，黄色或黄白色，1 片较大，近圆形，先端微凹，其余 4 片长圆形。体轻。气微，味微苦。花蕾入药称为槐米，功效与槐花相同。常见伪品是刺槐花，花萼上有红色斑点，花瓣 5 片，有爪，外翻，基部有黄色斑点。

家用妙方

经验方 1：清火降压，平肝祛风

槐花、菊花、绿茶各 3 克。

将槐花、菊花用清水洗净，备用。把洗净的槐花、菊花和绿茶一起放入瓷杯中，用开水冲泡，加盖密封浸泡 5 分钟即可。每日 1 剂，不拘时频饮。适用于高血压，眩晕、头胀、头痛等。脾胃虚寒者慎服。

经验方 2：清热凉血，止血调经

槐花 15 克，黄酒适量。

将槐花焙焦，研为细末，备用。每日 1 次，每次 15 克药末，用黄酒送下。适用于食欲不振、消化不良及崩漏下血不止，症见愤怒过度，或阴虚血热，出血量多，色深红或紫。脾胃虚寒、有瘀血者不宜服用。

槐花治血汤
凉血止血

槐花米 75 克，猪大肠 1 条。

将猪大肠漂洗干净，用盐浸过，再洗，肠内加入槐花米。猪肠两头用小线扎紧，放入锅内，加适量清水，漫水煮 3 小时。饮汤食肠。适用于血热引起的痔疮出血，血色鲜红、肛门灼热、舌生芒刺、口干喜冷饮、心烦、小便短赤。脾虚滑泻大便稀而有痔疮出血者忌用。

槐花粥
牛皮癣

鲜槐花 100 克，土茯苓 30 克，大米 50 克，白糖适量。

将槐花、土茯苓洗净，放入砂锅中，加水煎煮，去渣取汁。把大米洗净，略泡，再加适量水和药汁一起煎煮，煮至米烂熟，加白糖调味即可。每日早晨空腹食用 1 次，连食 1 周。本粥解毒止血，适用于牛皮癣抓破出血者。

三七

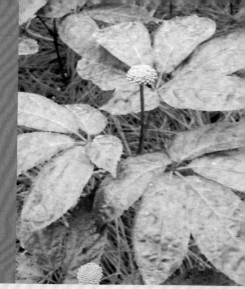

《本草纲目》记载：「止血，散血，定痛。金刃箭伤，跌扑杖疮，血出不止者，嚼烂涂，或为末掺之其血即止。亦主吐血，衄血，下血，血痢，崩中，经水不止，产后恶血不下，血晕，血痛，赤目，痈肿，虎咬蛇伤诸病。」

【性味归经】甘、微苦，温。归肝、胃经。

功能主治 散瘀止血，消肿定痛。用于咯血，吐血，衄血，便血，崩漏，外伤出血，胸腹刺痛，跌扑肿痛。

炮制方法 三七：取原药材，除去杂质。
三七粉：取三七，洗净，干燥，碾成细粉。

用法用量 水煎服，3～9克；研末吞服，一次1～3克；外用适量。临床多用三七粉。

使用注意 三七适用于多种内外出血、跌打损伤、高脂血症、心脑血管疾病属血瘀者。需注意以下几点：❶ 孕妇慎用；❷ 血热妄行或出血兼阴虚口干者不宜单独使用；❸ 不可自行加大剂量或长期服用。

选购秘笈 三七以个大、肥满、体重坚实、断面灰棕色、无裂隙者为佳。三七伪品较多，如珠子参、竹节参、姜黄、藤三七、菊三七、白及、水三七等。还有用木薯或莪术加工的仿制品以及"加馅三七"。正品三七气味特殊，口尝味道初苦回甜，伪品均不具备此种气味。

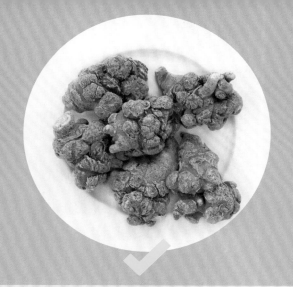

优质三七

经验方 1：治冠心病

西洋参、三七、鸡内金各等份。

将西洋参、三七、鸡内金共研为细末，（或直接购买西洋参粉、三七粉），装入密封瓶备用。每次 2 克，每日 3 次，空腹温开水送下。本方益气活血，适用于气阴两虚、瘀浊留滞型冠心病，症见头晕耳鸣、口干、腰酸腿软、夜尿频数、心悸气短、胸闷，或伴有面色晦暗、夜卧不宁、口舌紫暗或有瘀斑。

经验方 2：祛瘀生新

三七 90 克。

把锅烧热，锅内置鸡油适量，然后放入三七炸至老黄色，存性研末即成。每次服 3 克，每日服 2 次，温水冲服。适用于再生障碍性贫血。本方病初期可作为辅助药物应用，待症状稳定后即可单用本方治疗，一般坚持服用 3 ~ 5 个月，也可用于治疗血小板减少性紫癜。

126

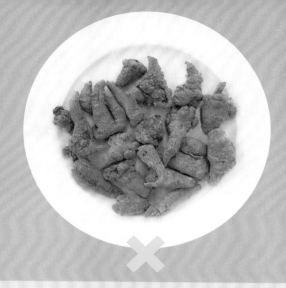

质差三七

食疗养生

三七牛肉汤
活血通络，祛瘀降脂

三七粉 0.5 克，山药片 10 克，牛肉 100 克，胡椒粉、盐各适量。

　　将牛肉洗净、切碎，与山药片一起放入锅中，加水煮汤。牛肉熟烂时，加入胡椒粉和盐，调味。将煮好的汤盛入瓷碗，把三七粉放入汤中冲服，喝汤食肉。适用于心绞痛频发、心律不齐、脉弦涩结代，舌紫或有瘀斑及高脂血症者。本汤宜经常服食，三七用量宜偏小。

止血药

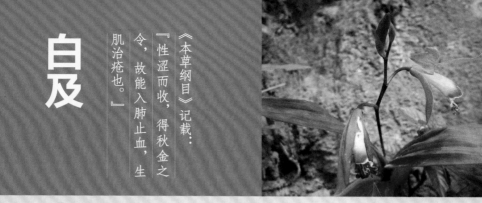

白及

《本草纲目》记载：「性涩而收，得秋金之令，故能入肺止血，生肌治疮也。」

【性味归经】苦、甘、涩，微寒。归肺、肝、胃经。

功能主治 收敛止血，消肿生肌。用于咯血，吐血，外伤出血，疮疡肿毒，皮肤皲裂。

炮制方法 洗净，润透，切薄片，晒干。

用法用量 用生品，水煎服，6～15克。外用适量。研粉末吞服3～6克，止血效果良好。

使用注意 白及适用于消化道出血，手术后出血，慢性结肠炎。需注意以下几点：❶ 不宜与川乌、制川乌、草乌、制草乌、附子同用；❷ 外感咳血、肺痈初起、肺胃出血而实火甚者不宜单味服用；❸ 白及水煎后，易成胶状，有些人服用时会产生呕恶现象。

选购秘笈 白及呈扁圆形，多有2～3个爪状分枝。表面黄白色，有数圈同心环节和棕色小点。质坚硬，不易折断，断面类白色，角质样。气微，味苦，嚼之有黏性。以个大、饱满、色白、半透明、质坚实者为佳。白及劣药有两种情况，一是不适时采收，二是提取残渣。不适时采收的白及瘦瘪，外皮棕褐色，断面黄褐色，黏性差；提取残渣干枯瘦瘪，表面棕褐色，断面有纤维状物，黏性差。

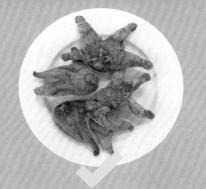

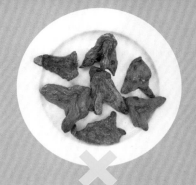

优质白及　　　　　　　　　质差白及

家用妙方

经验方：固肺敛肺，止咳止血

白及 30 克，百合 30 克，蛤壳 30 克，百部 15 克。

　　将以上药物洗净，放入砂锅，加适量清水浸泡，煎煮取汁服用。每日 1 剂，分 2 ～ 3 次服用。适用于支气管扩张症、肺结核、百日咳、久咳、咳唾痰血。外感咳嗽禁用。

食疗养生

核桃萝卜汤
补肺益肾，健胃解毒

核桃仁 100 克，鲜萝卜 500 克，冬虫夏草 5 克，白及 15 克。

　　鲜萝卜切片，备用。将萝卜片、核桃仁、白及一起放入锅中，加适量清水煎煮，煎得汤液放入瓷碗中。冬虫夏草放入砂锅加水单独煎煮，煎 1 ～ 1.5 小时，将所得煎液兑入瓷碗中。每天或隔天 1 剂，连服 20 ～ 30 天为 1 个疗程，喝汤吃萝卜、核桃仁。适用于肺炎病后之康复，症见咳嗽、短气、有低热者。肺炎有实热、咳痰黄稠者忌服。

活血化瘀药

性效 本类药物味多辛、苦，性温。善走散通行，能使血行通畅，瘀滞消散。适用于血行失畅、瘀血阻滞引起的各种病症，如心痛、胁痛、胃脘痛、癥瘕积聚、筋骨酸痛、麻木不仁等内科疾病；月经不调、闭经、痛经、产后腹痛等妇产科疾病；跌打损伤、骨折、瘀肿疼痛等外伤科疾病。

分类 根据活血化瘀药的功效及其主治可分为活血止痛药、活血调经药、活血疗伤药、破血消癥药四种，书中介绍了前三种。

1. **活血止痛药** 味多辛、苦，药性寒、温皆有，止痛力强，活血兼能行气，多用于各种气滞血瘀证疼痛较甚，如书中介绍的川芎。

凡以疏通血脉、促进血行、消散瘀血为主要功效，以治疗瘀血证为主的药物，称为活血化瘀药，又称活血祛瘀药。

2. **活血调经药**　味多辛、苦，药性寒、温皆有，既能活血又能通利经脉而调经，多用于治疗妇产科血瘀经闭、月经失调、痛经、癥瘕痞块及产后腹痛等，如书中介绍的丹参、益母草。

3. **活血疗伤药**　味多辛、苦、咸，善于活血祛瘀，消肿止痛，续筋接骨，去腐生肌敛疮，多用于跌打损伤、瘀肿疼痛、骨折筋伤、金疮出血等，如书中介绍的骨碎补。

使用注意　月经过多及其他出血证无瘀血者忌用；孕妇慎用或忌用；中病即止；易耗血、动血，凡气虚、血虚者，需配伍行气、益气、养血之品。

川芎

《本草纲目》记载：「燥湿，止泻痢，行气开郁。」

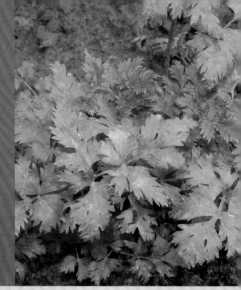

【性味归经】辛，温。归肝、胆、心包经。

功能主治 活血行气，祛风止痛。用于胸痹心痛，胸胁刺痛，跌扑肿痛，月经不调，经闭痛经，癥瘕腹痛，头痛，风湿痹痛。

炮制方法 除去杂质，分开大小，洗净，润透，切厚片，干燥。

用法用量 用生品，水煎服，3～10克。辛香之品，不宜久煎。

使用注意 川芎适用于各种血肿疼痛、神经血管性头痛及多种心脑血管疾病属气滞血瘀者。需注意以下几点：❶ 阴虚火旺者忌用；❷ 有出血倾向者不宜使用；❸ 多汗、热盛及各种出血性疾病急性期，不宜使用；❹ 本品辛香走窜，易耗伤阴血，不宜单味久服。

选购秘笈 川芎表面灰褐色或褐色，粗糙皱缩。质坚实，不易折断，断面黄白色或灰黄色，散有黄棕色的油室，形成层环呈波状。气浓香，味苦、辛，稍有麻舌感，微回甜。以个大、饱满、质坚、香气浓、油性大者为佳。川芎劣药有水提残渣和醇提残渣，特点都是颜色较川芎深，干枯，油性差，气味弱。

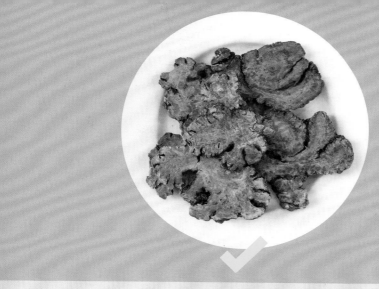

优质川芎

家用妙方

经验方 1：祛风止痛

川芎 10 克，白芷 10 克，细辛 6 克，柴胡 6 克，蔓荆子 15 克。

将以上药物洗净，置砂锅中，加适量清水煎煮，取汁服用。不宜煎煮太久，以免影响疗效。每日 1 剂，分 2 次服。或共研细末，每次服 5 克，每日服 2 次，黄酒冲服。本方有较强的祛风作用，适用于偏头痛。

经验方 2：活血化瘀，通经止痛

川芎 9 克，当归 9 克，桃仁 9 克，红花 9 克，香附 9 克，炙乳香、炙没药各 9 克，益母草 12 克。

将以上 8 味药洗净，放入砂锅，加适量清水浸泡 20 ~ 30 分钟，煎煮取汁服用。每日 1 剂，分 2 次服，于经前连服 3 ~ 5 天，以红糖或黄酒为引。适用于经前或经期痛经。

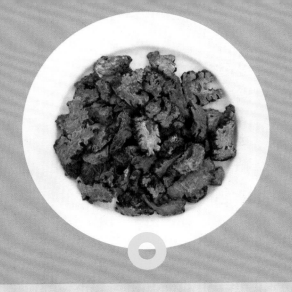

一般川芎

川芎当归鸡
活血，止痛

鸡腿 150 克，熟地黄 25 克，当归 15 克，川芎 5 克，白芍 10 克，姜片少许，盐 3 克，鸡粉 2 克，料酒 10 毫升。

将鸡腿洗净，切成小块。锅中加入适量清水烧开，倒入鸡腿块，加入少许料酒，煮沸，汆去血水后捞出，沥干水分。砂锅中加入适量清水烧开，倒入备好的药材，撒入姜片，再放入鸡腿，加料酒拌匀，大火烧开后转小火煮 40 分钟。加盐、鸡粉拌匀，略煮片刻至食材入味即可。适用于心绞痛、经闭经痛、头痛眩晕等。月经过多、出血性疾病、阴虚火旺患者不宜食用。

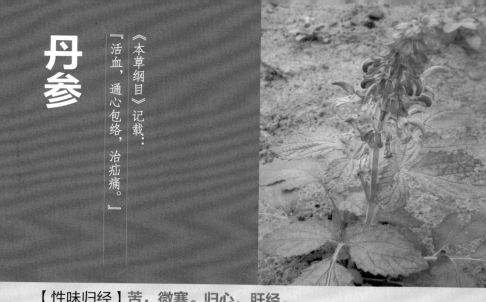

丹参

《本草纲目》记载：
「活血，通心包络，治疝痛。」

【性味归经】 苦，微寒。归心、肝经。

功能主治 活血祛瘀，通经止痛，清心除烦，凉血消痈。用于胸痹心痛，脘腹胁痛，癥瘕积聚，热痹疼痛，心烦不眠，月经不调，痛经经闭，疮疡肿痛。

炮制方法 丹参：除去杂质和残茎，洗净，润透，切厚片，干燥。
酒丹参：取丹参片，加黄酒拌匀，闷透，置炒制容器内，用文火炒至表面红褐色，略有酒香气，取出，放凉。

用法用量 多用生品，水煎服，10～15 克。生丹参长于祛瘀止痛，清心除烦；酒丹参增强了活血、祛瘀、通脉的功效。

使用注意 丹参适用于心脑血管疾病、贫血、肝纤维化、癌症、高血糖、消化道溃疡等病症。需注意以下几点：❶ 不宜与藜芦同用；❷ 血寒、血虚无瘀者禁用；❸ 孕妇慎用。

选购秘笈 野生丹参表面棕红色或暗棕红色，有纵皱纹。老根外皮疏松，多显紫棕色，常呈鳞片状剥落。质硬而脆，断面疏松，有裂隙或略平整而致密，呈放射状花纹。气微，味微苦涩。栽培品较粗壮，表面红棕色，具纵皱纹，外皮紧贴不易剥落。质坚实，断面较平整，略呈角质样。丹参劣药有提取残渣和染色丹参，提取残渣质地松泡、干枯，气味淡；染色丹参用水浸泡，水即刻呈淡红色，气味较淡。

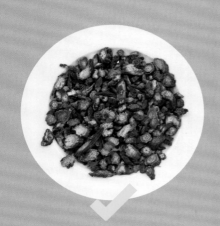
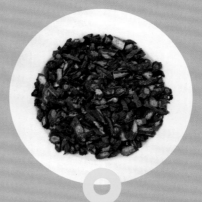

优质丹参   一般丹参

经验方1：养血调经，活血散瘀

丹参60克，红糖60克。

丹参洗净，同红糖一起放入砂锅中，加适量清水煎煮，取其汁液。每日2次，早、晚各一次，代茶饮用。适用于因阴血不足、血海空虚所引起的闭经，精神疲倦，头晕耳鸣，血色淡黄等。月经过多者忌服。

经验方2：缓解老年痴呆

丹参30克，益智仁15克，何首乌30克，补骨脂15克，白芍15克，川芎15克，枳实10克，茯苓15克，钩藤20克。

将以上药物洗净，放入砂锅中，加入适量清水，浸泡半小时。然后煎煮两次，第一次煎30～40分钟，第二次煎20～30分钟，合并两次煎液，分早、晚服用。适用于心肾两虚型老年痴呆，症见头晕健忘、反应迟钝、四肢麻木、两手颤抖、烦躁易怒、腰膝酸痛等。

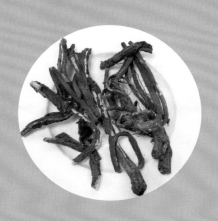

丹参

参丹鸡
益气化瘀

生晒参 10 克，丹参 100 克，瓜蒌 50 克，子母鸡 1 只，葱、姜、料酒、食盐各适量。

　　将鸡洗净，内脏掏空，备用。将生晒参、丹参、瓜蒌洗净，切碎。把生晒参、丹参、瓜蒌、葱、姜塞入鸡腹中，在鸡表面涂抹食盐及料酒，稍浸润 30 分钟左右。蒸锅放入适量水，把鸡放在瓷盘中置蒸锅内，隔水蒸熟，即可食用。适用于心肌梗死后之气虚血瘀证，症见心胸隐痛或绞痛，气短乏力，自汗纳差，心悸心慌，面色苍白等。

益母草

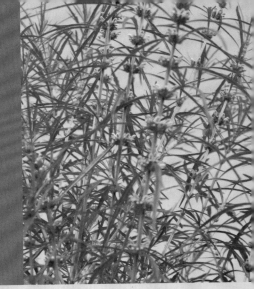

《本草纲目》记载：「活血破血，调经解毒。治胎漏，产难，胎衣不下，血晕，血风，血痛，崩中漏下，尿血，泻血，疳，痢，痔疾，打扑内损，瘀血，大便、小便不通。」

【性味归经】苦、辛，微寒。归肝、心包、膀胱经。

功能主治 活血调经，利尿消肿，清热解毒。用于月经不调，痛经经闭，恶露不尽，水肿尿少，疮疡肿毒。

炮制方法 鲜益母草：除去杂质，迅速洗净。
干益母草：除去杂质，迅速洗净，略润，切段，干燥。

用法用量 多用干品，水煎服，9～30克；鲜品12～40克。外用适量。

使用注意 益母草适用于功能失调性子宫出血，左心衰竭，过敏性紫癜，前列腺增生，慢性结肠炎。需注意以下几点：❶ 孕妇慎用；❷ 血虚无瘀者不宜使用；❸ 阴虚血少者忌服。

选购秘笈 益母草茎表面灰绿色或黄绿色；体轻，质韧，断面中部有髓。叶片灰绿色，多皱缩、破碎，易脱落。切段者长约2cm。气微，味微苦。常见伪品是夏至草和脓疮草，夏至草茎被倒生细毛，叶片两面均密生细毛；脓疮草茎密被白色短绒毛，苞叶密被灰白色短毛。

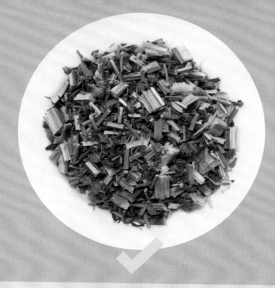

优质益母草

家用妙方

经验方 1：活血，止痛

益母草 15 克，川芎 10 克，当归 60 克。

将益母草、川芎、当归洗净，放入砂锅中，加适量清水浸泡片刻，然后加热煎煮，取汁服用即可。代茶饮，每日 1 剂，可多次煎泡。适用于月经不调，经行腹痛，经量减少及产后腹痛者。

经验方 2：活血降脂，清热化痰

益母草 10 克，山楂 30 克，茶叶 5 克。

将益母草、山楂洗净，放入瓷杯中，加入开水冲泡，并加盖焖 10 分钟后即可饮用。代茶饮，每日饮。适用于高脂血症、冠心病等。

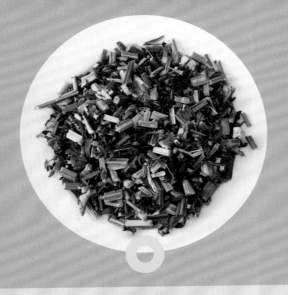

一般益母草

益母鸡
活血调经，利水消肿

益母草 6 克，童子鸡 1 只，水发玉兰片 10 克，黄瓜 10 克，熟胡萝卜 10 克。

葱、姜、蒜、花椒、八角茴香、香叶各适量，酱油、醋、白糖、湿淀粉、黄酒各适量，肉汤 100 克，豆油 50 克，味精适量。将洗净的童子鸡一劈两半，用开水烫一下，用凉水洗净，放入小盆内，背脊向下，放入葱、姜、八角、花椒、香叶、益母草添上酱油和肉汤，上屉蒸至肉熟透取出。将玉兰片、黄瓜、胡萝卜切成小方丁；葱、姜切末；蒜剁成泥。锅内放豆油，放入玉兰片、黄瓜、胡萝卜丁、葱、姜末、蒜泥炒匀，再放入其他调料和肉汤，开锅后打去浮沫，用湿淀粉勾芡，淋上明油，浇在盘内鸡条上即成。适用于月经不调、经闭痛经、尿血、水肿等症。月经过多者忌食。

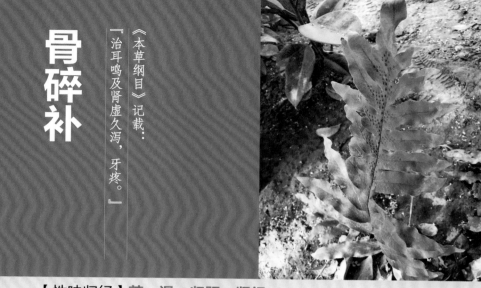

骨碎补

【性味归经】 苦，温。归肝、肾经。

功能主治 疗伤之痛，补肾强骨；外用消风祛斑。用于跌扑闪挫，筋骨折伤，肾虚腰痛，筋骨痿软，耳鸣耳聋，牙齿松动；外治斑秃，白癜风。

炮制方法 骨碎补：除去杂质，洗净，润透，切厚片，干燥。
烫骨碎补：取洁净河砂置炒制容器内，用武火加热至滑利状态时，投入骨碎补片，不断翻动，炒至表面鼓起、酥脆时，取出，筛去河砂，放凉。

用法用量 用烫骨碎补，水煎服，3～9克。生骨碎补上有茸毛，煎煮后茸毛混在药液里，服用时会刺激咽喉；同时，砂烫后质地酥脆，易于煎出有效成分，增强疗效。

使用注意 骨碎补适用于骨关节病，骨折，腰椎病，风湿性关节炎，牙龈炎，寻常疣，鸡眼。需注意以下几点：❶ 无血瘀者慎用；❷ 孕妇、月经期妇女慎用；❸ 血虚风燥之证不宜使用；❹ 阴虚火旺、实证牙痛、虚阳上攻之耳鸣者不宜使用。

选购秘笈 骨碎补呈扁平长条状，多弯曲，有分枝。表面密被深棕色至暗棕色的小鳞片，柔软如毛，经火燎者呈棕褐色或暗褐

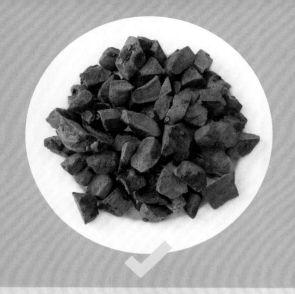

优质骨碎补

色，两侧及上表面均具突起或凹下的圆形叶痕。体轻，质脆，易折断，断面红棕色，可见黄色小点排列成环。气微，味淡、微涩。常见伪品是中华槲蕨，与骨碎补的区别：根茎较直而细长，分枝少，黄棕色，小鳞片易脱落；质较硬，断面黄色。

家用妙方

经验方 1：消肿定痛，止血续筋

骨碎补、延胡索、刘寄奴各 60 克，白酒 1000 毫升。

将骨碎补切成小块，与延胡索、刘寄奴一起放入适宜容器内，加入白酒，密封，浸泡，10 日后开封饮用即可。每日 2 次，每次口服 10 ~ 15 毫升。适用于跌打损伤及跌打损伤引起的肿痛。孕妇忌服。

经验方 2：治骨质增生症

熟附子 9 克（先煎 1 小时以上），淫羊藿 9 克，三棱 9 克，莪术 9 克，熟地黄 15 克，狗脊 15 克，骨碎补 15 克，土鳖虫 6 克，桂枝 10 克，怀牛膝 15 克。

常规水煎服，每日 1 剂，分 2 次服。每剂药渣加醋 500

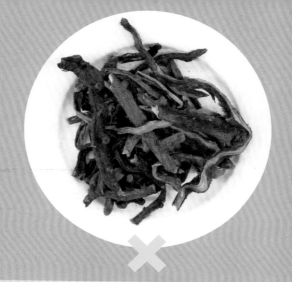

质差骨碎补

毫升，浸泡 10 分钟后，文火煎至水汽蒸发，手挤不流水为度，装入布袋，热敷患处，药袋上可加盖暖水袋以保药温，每日 2 次，每次 30 分钟。每 10 剂为 1 个疗程。适用于肝肾亏虚型骨质增生症，以肢体关节麻木疼痛、下肢痿软无力、头晕耳鸣为主要症状。

食疗养生

淮杞甲鱼汤
治骨质疏松症

山药 15 克，枸杞子 10 克，骨碎补 15 克，甲鱼 1 只，姜、料酒、盐、鸡粉各适量。

将甲鱼在热水中宰杀，剖开洗净，去内脏，备用。将山药、枸杞子、骨碎补洗净，一起装入纱布袋中，与甲鱼一同放入砂锅，加适量清水，文火炖煮，放入姜及料酒。煮至甲鱼熟烂，加入盐、鸡精调味即可。食鱼饮汤。本汤滋阴补肾、益气健脾，适用于肾阴虚损之骨质疏松症，症见腰膝酸软，五心烦热，潮热盗汗，头晕，耳鸣，口干舌燥。

化痰止咳平喘药

性效 本类药物味以辛、苦、甘、咸为多，药性有温、凉之别，通过化痰或消痰，抑制或减轻咳、喘等功效，使痰消、咳止、喘平。主要用于痰阻于肺之咳喘痰多；内伤、外感或寒热之咳喘；痰蒙清窍之昏厥、癫痫；痰扰清阳之眩晕；痰扰心神之睡眠不佳；肝风夹痰之中风、惊厥；痰阻经络之肢体麻木、半身不遂、口眼㖞斜；痰火互结之瘰疬、瘿瘤；痰凝肌肉、流注骨节之阴疽流注。

分类 根据化痰止咳平喘药的功效及主治证分为温化寒痰药、清热化痰药及止咳平喘药三类，主要介绍后面两种。

1. **清热化痰药** 性味多甘苦、寒凉，能清热化痰或润燥化痰，用于热痰、燥痰阻肺或痰气、痰火互结证，如书中介绍的川贝母、桔梗、胖大海。

2. **止咳平喘药** 性味多甘苦、温凉均有，能抑制咳嗽，下气平喘，可用于外感、内伤之肺热咳嗽、痰阻肺窍、阴虚肺燥证，如书中介绍的白果。

凡能化痰或消除痰涎，用于治疗痰证的药物，称为化痰药；能减轻或抑制咳嗽和气喘，用于治疗咳证、喘证的药物，称为止咳平喘药。

1. 药性温燥的化痰药不宜用于热痰、燥痰。
2. 药性寒凉的化痰药不宜用于寒痰、湿痰。
3. 痰中带血或咳嗽兼有咳血者，不宜使用药性强烈、具有刺激性的化痰药。
4. 麻疹初起有表邪咳嗽，不宜单独使用止咳平喘药，以免恋邪。
5. 有些药物温燥且性烈，易助火动血，故阴虚有热、燥热有吐血、衄血者，应当慎用或忌用。
6. 少数止咳平喘药有毒，应控制剂量，中病即止，如白果。

川贝母

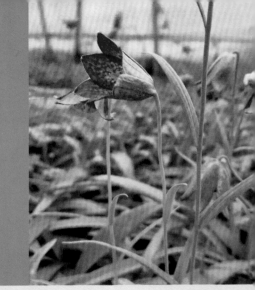

《本草纲目》记载：『消痰，润心肺。末和砂糖为丸含，止嗽；烧灰油调，傅人畜恶疮，敛疮口。』

【性味归经】苦、甘，微寒。归肺、心经。

功能主治 清热润肺，化痰止咳，散结消痈。用于肺热燥咳，干咳少痰，阴虚劳嗽，痰中带血，瘰疬，乳痈，肺痈。

采收加工 夏、秋二季或积雪融化后采挖，除去须根、粗皮及泥沙，晒干或低温干燥。

用法用量 用生品，水煎服，3～10克；研末冲服，一次1～2克。

使用注意 川贝母适用于慢性支气管炎、肺脓肿、甲状腺肿大、淋巴结肿大属痰热内蕴者。需注意以下几点：❶ 不宜与川乌、制川乌、草乌、制草乌、附子同用；❷ 脾胃虚寒及有痰湿者不宜用；❸ 低血压、糖尿病及青光眼患者慎用。

选购秘笈 川贝母按性状不同分别习称"松贝""青贝""炉贝"和"栽培品"。松贝价格最贵，青贝最为常用。松贝的典型特征是：外层有鳞叶2瓣，大小悬殊，大瓣紧抱小瓣，未抱部分呈新月形，习称"怀中抱月"，顶部闭合；质硬而脆，断面白色，富粉性；气微，味微苦。青贝外层鳞叶2瓣，大小相近，相对抱合，顶部开裂。栽培品外层鳞叶2瓣，大小相近，顶部多开裂而较平。有人用价格很便宜的平贝母作川贝母出售，平贝母外层鳞叶2瓣，肥厚，大小相近或一片稍大抱合，顶端略平或微凹入，常稍开裂。

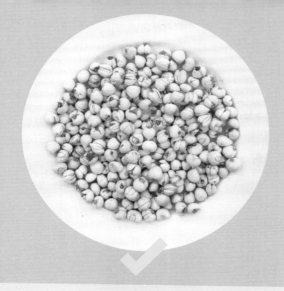

川贝母

家用妙方

经验方 1：润肺，止咳，祛痰

雪梨 1 个，川贝母 10 克，杏仁 10 克，冰糖 20 克。

先将雪梨洗净，去皮，切成薄片；川贝母打碎成粗颗粒；杏仁用开水烫后去皮尖；冰糖打碎成细屑。然后将冰糖、川贝母、梨、杏仁一同放入炖杯内，加适量清水，放在武火上烧沸，再用文火炖煮 30 分钟即成。每日 1 次，单独食用，每次 1 杯。适用于咽干久咳的患者。

经验方 2：治老年哮喘

川贝母 100 克，黑芝麻 250 克，蜂蜜适量，生姜汁适量。

将川贝母、黑芝麻研成细末，或直接购买川贝粉和黑芝麻粉。把两种粉末混匀，装入密封瓶备用。每次取 1.5～3 克，用生姜汁调成稀糊状，调好后可加入适量蜂蜜。每日早、晚各服 1 次。本方润肺止咳，常服有效。

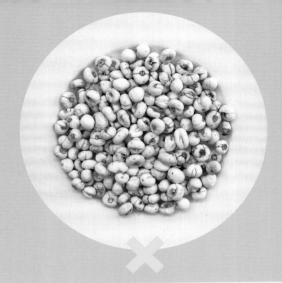

平贝母

川贝母炖豆腐
肺燥咳嗽

豆腐 300 克，川贝母 10 克，冰糖适量。

川贝母洗净，沥干水分；冰糖打碎；豆腐洗净，切块备用。豆腐放炖盅内，上放川贝母、冰糖，盖好。在锅中加入适量清水，大火煮沸，然后放入炖盅，隔滚水用小火炖约 1 小时，取出，待稍凉时吃豆腐及川贝母。本食疗方滋阴润燥，适用于肺虚液少或燥邪伤肺所致的咳嗽，主要的症状是干咳无痰，或者有痰咳不出，鼻燥咽干，舌苔薄而少津。

桔梗

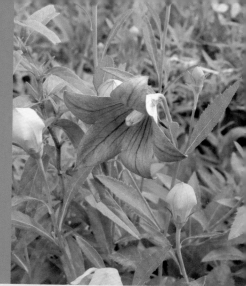

【性味归经】苦、辛，平。归肺经。

功能主治 宣肺，利咽，祛痰，排脓。用于咳嗽痰多，胸闷不畅，咽痛音哑，肺痈吐脓。

炮制方法 除去杂质，洗净，润透，切厚片，干燥。

用法用量 用生品，水煎服，3～10克。

使用注意 桔梗适用于呼吸系统疾病，小儿消化不良性肠炎，排尿困难属肺气不宣者。需注意以下几点：❶ 呕吐、呛咳、眩晕、阴虚火旺咳血忌用；❷ 胃溃疡、消化道出血者慎用；❸ 肺结核、支气管扩张者忌用。

选购秘笈 桔梗以根粗长、质坚实、表面色白、中心淡黄色者为佳品。桔梗断面形成层环棕色，皮部白色，有裂隙，俗称"菊花心"。木质部淡黄白色，习称"金井玉栏"。无明显气味，口尝味甜，后苦。常见伪品是丝石竹和瓦草，丝石竹断面有黄白色相间纹理，味苦而辣；瓦草断面不整齐，外轮皮层黄白色，木质部淡黄色，味苦、微辣。

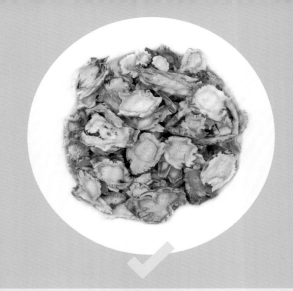

优质桔梗

经验方 1：祛风解表，止咳平喘

桔梗 15 克，荆芥 8 克，甘草 5 克。

　　将以上 3 种药材放入杯中，加水八分满，加盖放入电饭煲中，外锅加 1/4 杯水，加热，直至自动断电，放冷，即可当茶水喝。若发炎严重时，则可放入冰箱中，将冰冷之茶，含于口中，略为转温后再吐出。本方为改善扁桃体发炎的茶剂或漱口剂。若为习惯性扁桃体发炎，则宜以漱口为宜。

经验方 2：宣降肺气，通调大肠

蜜紫菀 15 克，生黄芪 15 克，炒枳实 10 克，生甘草 10 克，桔梗 6 克。

　　将以上 5 种药材用清水洗净，放入砂锅中，加适量清水略浸泡，置火上煎煮，去渣取汁。每天 2 次，温服。适用于肺气不足、宣降失常而致的老年性便秘。

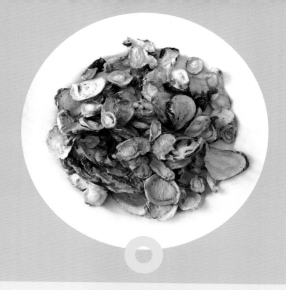

一般桔梗

化痰止咳平喘药

食疗养生

菊花桔梗雪梨汤
清热解毒，止咳祛痰

菊花 5 朵，桔梗 5 克，雪梨 1 个。

菊花、桔梗加 1200 毫升水煮开，转小火继续煮 10 分钟，去渣留汁，加入冰糖搅匀后，盛出待凉。雪梨洗净削皮，梨肉切丁备用。将切丁的梨肉加入已凉的菊花水即可。桔梗可促进支气管黏膜分泌，稀释痰液，并促其排出，可用于缓解咳嗽痰多、胸闷不畅等症。阴虚久咳者、气逆者及咳血者不宜服用。

胖大海

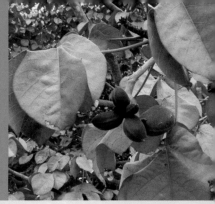

《本草纲目拾遗》记载：「治火闭痘，并治一切热症劳伤吐衄下血，消毒去暑，时行赤眼，风火牙疼，虫积下食，痔疮漏管，干咳无痰，骨蒸内热，三焦火症。」

【性味归经】甘，寒。归肺、大肠经。

功能主治 清热润肺，利咽开音，润肠通便。用于肺热声哑，干咳无痰，咽喉干痛，热结便闭，头痛目赤。

采收加工 4~6月果实成熟时采收，取出种子，晒干。

用法用量 用生品，2~3枚，沸水泡服或煎服。

使用注意 胖大海适用于急慢性咽炎、支气管炎属痰热交阻、肺气郁闭者。脾虚便溏者忌服。

选购秘笈 胖大海表面微有光泽，具不规则的干缩皱纹。外层种皮极薄，质脆，易脱落。遇水膨胀成海绵状。气微，味淡，嚼之有黏性。本品数粒置烧杯中，加沸水适量，放置数分钟即吸水膨胀成棕色半透明的海绵状物。伪品是圆粒苹婆，表面皱纹紧密，入水膨胀较慢，仅能达原体两倍，用手摇之有滚动声。

家用妙方

经验方：清火，消炎

橄榄、绿茶各 6 克，胖大海 3 枚，蜂蜜 1 匙。

　　将橄榄、胖大海洗净，备用。先把洗净的橄榄放入锅中，加适量清水煎煮片刻，用煎得的水冲泡胖大海、绿茶，焖片刻，再加入蜂蜜调匀即可服用，徐徐饮之。适用于以喉咙干痛、声音嘶哑为主要症状的慢性喉炎。

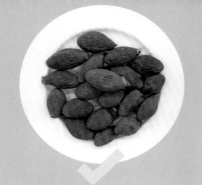

优质胖大海

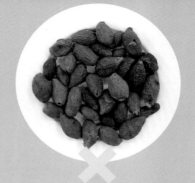

变质胖大海

食疗养生

砂锅羊心
治癫痫

胖大海 21 个，羊心 3 个，食盐、鸡精各适量。

　　将羊心洗净，用竹刀或锋利瓷片割开羊心，各心纳入胖大海 7 枚，放入砂锅，加适量水炖熬，至羊心熟透，加食盐、鸡精调味即可。每晚吃羊心 1 个。本食疗方滋补肝肾，适用于肝肾不足之癫痫，症见发则猝然仆倒，或失神发作，或语謇，四肢逆冷，肢抽瘛疭，健忘失眠，腰膝酸软等。

大海梨汤
清热润肺，解毒利咽

梨 1 个，胖大海 5 枚，百合 10 克，麦冬 10 克，冰糖适量。

　　将梨洗净，带皮切成小块，备用；胖大海、百合、麦冬洗净，与梨一同放入锅中，加适量清水炖煮，梨八成熟时放入冰糖。吃梨饮汤。适用于外感风邪引起的咽喉肿痛。

153

白果

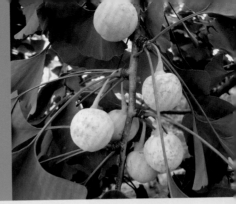

《本草再新》记载：『补气养心，益肾滋阴，止咳除烦，生肌长肉，排脓拔毒，消疮疥疽瘤。』

【**性味归经**】甘、苦、涩，平；有毒。归肺、肾经。

功能主治 敛肺定喘，止带缩尿。用于痰多喘咳，带下白浊，遗尿、尿频。

炮制方法 白果仁：取白果，除去杂质及硬壳，用时捣碎。

炒白果仁：取净白果仁，置炒制容器内，用文火炒至有香气时，取出，放凉。

用法用量 用炒制品，水煎服，5～10克。生品有毒，炒用可降低其毒性，增强疗效。

使用注意 白果适用于支气管哮喘、宫颈炎、阴道炎、带下病属痰浊阻肺及湿热下注者。需注意以下几点：❶ 外感初期或外邪未除者忌用；❷ 脑出血者忌用；❸ 咳嗽痰稠者不宜使用。

选购秘笈 白果表面黄白色或淡棕黄色，平滑，具2～3条棱线。种仁椭圆形，一端淡棕色，另一端金黄色，横断面外层黄色，胶质样，内层淡黄色或淡绿色，粉性，中间有空隙。气微，味甘、微苦。以粒大、壳色黄白、种仁饱满、断面色淡黄者为佳。

家用妙方

经验方1：清热平喘，排脓消痈

白果仁10克，薏苡仁100克，冰糖或白糖适量。

　　将白果仁、薏苡仁洗净，放入砂锅中，加适量清水煮透后，加入白糖或冰糖调味，即可饮用。代茶饮服。适用于肺

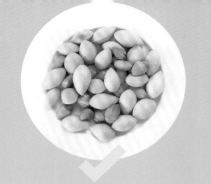
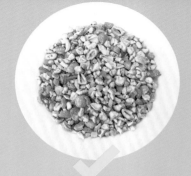

优质白果

炒白果仁

癌喘息不宁，咳嗽，兼脾虚泄泻、小便淋痛、水肿等。

经验方 2：宣肺顺气，清热止血

白果 10 克，蜜麻黄 10 克，杏仁 10 克，甘草 6 克。

　　将以上药物洗净，放入砂锅，加适量水煎煮（煎煮时间不宜太久，煮沸后约 20 分钟），取汁服用即可。每日 1 剂，分 2 次服。适用于支气管扩张咳血。外感咳嗽忌服。

食疗养生

白果黄豆鲫鱼汤
健脾祛湿，止咳化痰

白果 12 克，栀子、薏苡仁各 10 克，鲫鱼 1 条，黄豆 30 克，盐少许。

　　白果去壳，洗净，用温水浸泡 2 小时；黄豆洗净，用清水泡 1 小时；栀子、薏米均洗净；鲫鱼宰杀，去鳞、鳃、内脏，洗净。把全部材料放入锅内，加适量清水，大火煮沸后，改小火煲 2 小时，调味即可。本汤对肺病咳嗽、老年人体质虚弱所致的哮喘及各种哮喘痰多者，均有辅助食疗作用。外感咳嗽忌食。

安神药

性效 本类药物包含矿物、贝壳与植物种仁类药。矿物和贝壳类药物质重沉降，种仁类药物甘润滋养。本类药物具有镇静安神和养心安神之功效，用于心神不宁的心悸怔忡、失眠多梦；亦可作为惊风、癫狂等病症的辅助治疗药物。有些药物还具有平肝潜阳、纳气平喘、敛汗、润肠、祛痰等作用，又可用于治疗肝阳上亢、自汗盗汗、肠燥便秘、痰多咳喘等。

分类 根据安神药的功效及主治病证不同，可分为重镇安神和养心安神药两类。书中介绍了养心安神药，多为植物种子类药物，甘润滋养，能滋养心肝、益阴养血、交通心肾，主治心神不安之虚证，如酸枣仁、柏子仁、灵芝、首乌藤。

凡以安定神志为主要功能，治疗心神不宁病证为主的药物，称为安神药。

使用
注意

书中未介绍重镇安神药，此类药物多为矿石类药物或有毒药物，属于治标之药，只宜短期使用，中病即止；且易伤脾胃，脾胃虚弱者应慎用。

养心安神药常与补益药配伍使用，以增强疗效；有实邪郁火之失眠者应禁用。本类药物，应于睡前服用，以保证疗效。

酸枣仁

《本草纲目》记载：「其仁甘而润，故熟用疗胆虚不得眠、烦渴虚汗之证，生用疗胆热好眠，系足厥阴、少阳药也。」

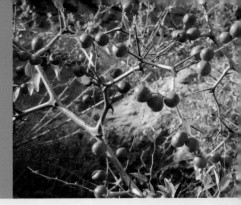

【性味归经】甘、酸，平。归肝、胆、心经。

功能主治 养心补肝，宁心安神，敛汗，生津。用于虚烦不眠，惊悸多梦，体虚多汗，津伤口渴。

炮制方法 酸枣仁：除去杂质核壳。用时捣碎。

炒酸枣仁：取净酸枣仁，置热锅内，用文火炒至鼓起，表面颜色变深，并有香气逸出时，取出，晾凉。

用法用量 水煎服，10～15克。生酸枣仁长于养心安神，多用于失眠、心悸。炒酸枣仁敛阴止汗力强，用于自汗、盗汗。

使用注意 酸枣仁适用于心悸、健忘、失眠、高血压、耳源性眩晕属阴血虚者，自汗盗汗属体虚者。需注意：有实邪郁火、湿痰、邪热所致的心神不安者忌用。

选购秘笈 酸枣仁以粒大、饱满、外皮色紫红、无杂质者为佳。市场上有以理枣仁冒充酸枣仁入药的，应注意鉴别。区别点是理枣仁表面黄棕色，放大镜下可见散在的棕色斑点，中央无明显的纵棱，种皮较薄，种子外形近桃形；酸枣仁表面红棕色或紫红色，中央可见明显纵棱，种皮较厚，呈椭圆形或长圆形。劣药是提取残渣，多为橘黄色，种皮多已破裂。

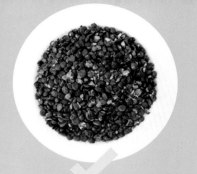

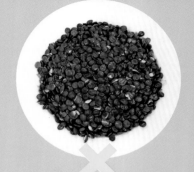

炒酸枣仁　　　　　　　　　酸枣仁非正品——滇枣仁

家用妙方

经验方：治冠心病

酸枣仁 30 克，生龙骨 30 克，当归 15 克，白芍 12 克，柏子仁 12 克，苦参 10 克，熟地黄 18 克，川芎、泽泻、陈皮各 10 克。

　　将药物洗净放入砂锅，加适量水煎煮 2 次，合并滤液，分 2 次服。适用于心血不足型冠心病，症见心律失常、有阵发性心悸、胸闷痛、失眠、眩晕乏力等。对冠心病期前收缩有良效。

食疗养生

润肠安神粥
通便安神

里脊肉 100 克，大米 50 克，香菇 10 克，熟地黄 50 克，酸枣仁 10 克，柏子仁 10 克。

　　熟地黄切细，加温水泡软，放入料理机打汁待用。酸枣仁、柏子仁洗净，擦干，捣成粉。香菇洗净，切丝；里脊肉切丝，加少量酱油、淀粉、香麻油拌匀备用。米洗净加入熟地黄汁，再加水 6 杯，煮成粥后加香菇、肉丝搅拌加热，至肉熟为度，再加入酸枣仁、柏子仁粉末拌匀即成。适用于气津亏虚引起的失眠多梦、便秘。下痢者忌食。

柏子仁

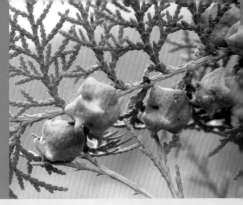

《本草纲目》记载："养心气，润肾燥，安魂定魄，益智宁神；烧沥，泽头发，治疥癣。"

【性味归经】 甘，平。归心、肾、大肠经。

功能主治 养心安神，润肠通便，止汗。用于阴血不足，虚烦失眠，心悸怔忡，肠燥便秘，阴虚盗汗。

炮制方法 除去杂质和残留的种皮。

用法用量 用生品，水煎服，3～10克。

使用注意 柏子仁适用于失眠、心绞痛、便秘属血虚者，盗汗、小儿癫痫属阴血虚者。便溏及多痰者慎用。

选购秘笈 柏子仁表面黄白色或淡黄棕色，外包膜质内种皮，顶端略尖，有深褐色的小点，基部钝圆；质软，富油性；气微香，味淡；以粒饱满、油性大、不浸油、无杂质者为佳。劣药是提取残渣和双氧水处理，提取残渣多由2～3个粘连成团块，通体黄白色或淡棕黄色，外包膜质内种皮已脱落；双氧水处理过的为陈旧返油柏子仁，呈类白色或淡黄白色，外包膜质内种皮已脱落，易碎。

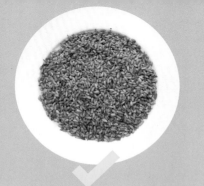
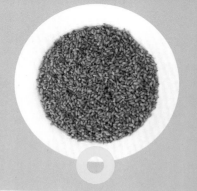

优质柏子仁　　　　　　　一般柏子仁

家用妙方

经验方：润肠，通便

柏子仁 10 克，火麻仁 10 克，醋适量。

　　将柏子仁、火麻仁微炒后研成细末，装入纱布袋内，用水煎 20 分钟，去药袋，加入适量的醋调和均匀。每日 1 剂，便通为度。适用于老年性便秘及习惯性便秘。

食疗养生

红枣柏子仁小米粥 胃溃疡	大枣 10 枚，小米 100 克，柏子仁 15 克，白糖少许。

　　将大枣、柏子仁洗净。将洗净的大枣、柏子仁分别放进碗内，泡发备用。将砂锅洗净，置于火上，将大枣、柏子仁放入砂锅内，加清水煮熟后转小火熬煮。再加入小米共煮成粥，加入白糖，搅拌均匀即可。小米中含有容易被消化的淀粉，有益肾和胃、除热的作用。本品有健脾胃、保护肠胃的作用。尤适用于秋季胃溃疡。

灵芝

《神农本草经》记载：「主耳聋，利关节，保神，益精气，坚筋骨，好颜色。」

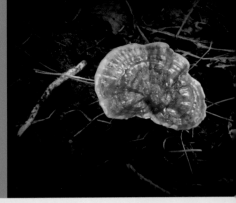

【性味归经】甘，平。归心、肺、肝、肾经。

功能主治 补气安神，止咳平喘。用于心神不宁，失眠心悸，肺虚咳喘，虚劳短气，不思饮食。

采收加工 全年采收，除去杂质，剪除附有朽木、泥沙或培养基质的下端菌柄，阴干或在 40～50℃烘干。

用法用量 用生品，水煎服，6～12 克。安神治疗失眠宜睡前服，补益心肺宜饭前服。

使用注意 灵芝适用于失眠、心绞痛属气血不足者，慢性气管炎、慢性支气管炎属痰湿阻肺或虚寒者。肝炎伴溃疡病患者慎用。

选购秘笈 灵芝又分为赤芝、紫芝、栽培品。赤芝外形呈伞状，菌盖肾形、半圆形或近圆形；皮壳坚硬，黄褐色至红褐色，有光泽，辐射状皱纹，边缘薄而平截，常稍内卷；菌肉白色至淡棕色；菌柄圆柱形，侧生，少偏生；红褐色至紫褐色，光亮；孢子细小，黄褐色；气微香，味苦涩。紫芝皮壳紫黑色，有漆样光泽；菌肉锈褐色。栽培品子实体较粗壮、肥厚；皮壳外常被有大量粉尘样的黄褐色孢子。

家用妙方

经验方 1：强筋壮骨，增强体力

灵芝 10 克，淫羊藿 6 克，刺五加 8 克。

将以上三味药用清水洗净，一同放入瓷杯中，加入沸水

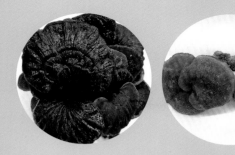
野生紫芝

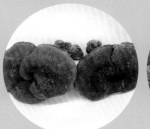
野生赤芝

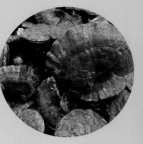
种植灵芝

浸泡，加盖闷润 5 分钟后即可饮用。每日 1 剂，代茶饮用。适用于中年健忘，老年昏聩。

经验方 2：益精神，治虚弱

灵芝 30 克，三七、丹参各 5 克，白酒 500 毫升。

将灵芝、三七、丹参切碎，放入容器内，加入白酒，密封浸泡，每日振摇数下，15 日后，过滤去渣即可饮用。每日 2 次，每次口服 20～30 毫升。适用于冠心病、神经衰弱等。

食疗养生

猪蹄煲灵芝
益气血，安心神

猪蹄块 500 克，丝瓜 150 克，灵芝 20 克，姜片少许，盐 3 克，鸡粉 2 克，料酒 15 毫升。

将丝瓜洗净，切滚刀块；灵芝洗净，备用。锅中加水烧热，倒入猪蹄块，淋料酒，汆去血水，捞出沥干。锅中加水烧开，倒入猪蹄块、灵芝、姜片，淋料酒提味，大火煮沸后用小火煮至食材熟透。倒入丝瓜，转中火续煮 2 分钟至熟软，加盐、鸡粉调味即可。适用于虚劳、心悸、失眠、头晕、神疲乏力等症。

首乌藤

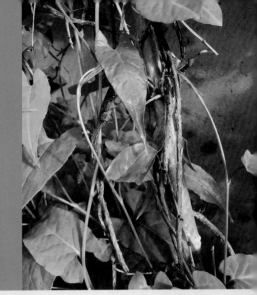

《本草再新》记载：

『补中气，行经络，通血脉，治劳伤。』

【性味归经】甘，平。归心、肝经。

功能主治 养血安神，祛风通络。用于失眠多梦，血虚身痛，风湿痹痛，皮肤瘙痒。

炮制方法 除去杂质，洗净，切段，干燥。

用法用量 用生品，水煎服，9～15克。外用适量，煎水洗患处。

使用注意 首乌藤适用于失眠、耳源性眩晕属阴虚血少者，风湿性关节炎、风疹、皮癣属血虚风盛者。实邪郁火、湿痰、邪热所致的心神不安者忌用。

选购秘笈 首乌藤表面紫红色或紫褐色，粗糙，节部略膨大，外皮菲薄，可剥离。质脆，易折断，断面皮部紫红色，木部黄白色或淡棕色，导管孔明显，髓部疏松，类白色。以身干、条匀、表面紫红色者为佳。

家用妙方

经验方：滋养心肾，安神

小麦 45～60 克，黑豆 30 克，首乌藤 15 克。

　　将以上 3 味药，洗净，放入砂锅，加适量清水，煎煮成

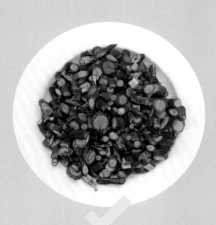

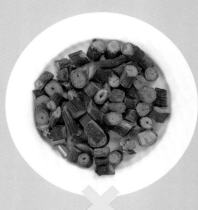

优质首乌藤　　　　　　　　质差首乌藤

汤，去渣取汁服用。每日1剂，分2次服。三药合用滋养心肾，交通心肾而安神，适用于心火偏亢、肾水不足引起的心肾不交型失眠、心烦。

食疗养生

首乌藤粥
养血安神，祛风通络

首乌藤60克，粳米50克，大枣2枚，白糖适量。

将首乌藤洗净，用温水浸泡首乌藤片刻，加清水500毫升，煎汁至300毫升，加入粳米、白糖、大枣，再加水200毫升煎至粥稠，焖5分钟即可。每晚睡前1小时，温服，连用10天为1个疗程。本粥适用于气血不足、神失所养之虚烦不眠，顽固性失眠，多梦或肢体烦疼等症。

补虚药

性效 本类药物多甘味，药性多温、平。补阳药及大多数补气药、补血药的药性偏温；补阴药药性偏寒凉。补气药、补阳药、补血药、补阴药共同的功效为补虚扶弱，分别能纠正人体气血阴阳的亏虚，主治虚弱诸证。

分类 根据补虚药的功效及其主治证的不同可分为以下四类。

1. **补气药** 多为性味甘温或甘平之品，具有补气功能，适用于气虚诸证，尤适宜于脾气虚或肺气虚的病证，如书中介绍的人参、西洋参、党参、太子参、黄芪、白术、山药、白扁豆、甘草、大枣、蜂蜜。

2. **补阳药** 多味甘或咸而性温，能扶助人体阳气，消除或改善阳虚诸证，尤以温补脾肾之阳为主，主要用于脾肾阳虚证，如书中介绍的鹿茸、巴戟天、杜仲、肉苁蓉、菟丝子、冬虫夏草。

3. **补血药** 多味甘，性多温或平而略偏寒凉，质地滋润，能补肝养心，益脾而滋养生血，能改善或消除血虚证候，如书中介绍的当归、熟地黄、何首乌、白芍、阿胶、龙眼肉。

凡能补充人体气血阴阳之不足，改善脏腑功能，增强体质，提高抵抗疾病能力，治疗各种虚证的药物，称为补虚药。

虚证是指人体因精气不足而出现的正气虚弱的证候，包括气虚、阳虚、血虚、阴虚四类。

4. **补阴药** 多数性味甘凉，质地较润，具有补阴、滋液、润燥等作用，能够消除或改善阴虚症状，如书中介绍的北沙参、百合、麦冬、石斛、玉竹、黄精、枸杞子、女贞子、桑椹、黑芝麻、龟甲、鳖甲。

使用注意

1. 无虚证者不宜滥用；实邪、正气未虚者，误用补虚药有"闭门留寇"之弊。

2. 注意顾护脾胃，部分补虚药药性滋腻，不易消化，应用时需适当配伍健脾消食药。

3. 补益药入汤剂，应适当久煎，使有效成分充分煎出。

人参

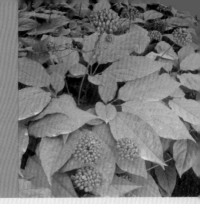

《本草纲目》记载：「治男妇一切虚证，发热自汗，眩晕头痛，反胃吐食，痎疟，滑泻久痢，小便频数淋沥，劳倦内伤，中风中暑，痿痹，吐血，咳血，下血，血淋，血崩，胎产前后诸病。」

【性味归经】甘、微苦，微温。归脾、肺、心、肾经。

功能主治 大补元气，复脉固脱，补脾益肺，生津养血，安神益智。用于体虚欲脱，肢冷脉微，脾虚食少，肺虚喘咳，津伤口渴，内热消渴，气血亏虚，久病虚羸，惊悸失眠，阳痿宫冷。

炮制方法 润透，切薄片，干燥，或用时粉碎、捣碎。

用法用量 用生品，3～9克，另煎兑服；也可研粉吞服，1次2克，1日2次。

使用注意 人参适用于肺肾两虚之糖尿病，癌症患者放化疗后，贫血、病毒性心肌炎、心律失常、心绞痛、白细胞减少症属气虚不足者。需注意以下几点：❶ 不宜与藜芦、五灵脂同用；❷ 14岁以下儿童不宜服用；❸ 有出血倾向者不宜服用；❹ 服用期间忌食萝卜、绿豆、螃蟹、茶、葡萄；❺ 感冒、急性感染、自身免疫性疾病、乳腺炎、高血压、失眠、甲状腺功能亢进症、痛风患者不宜用。

选购秘笈 市场所售人参多为生晒参，是栽培园参的加工品，价格并不是很贵。优质的生晒参体轻饱满，去净芦须、深土黄色、皮细、没有破疤，在购买时注意挑选。人参伪品较多，教大家一个简便易行的鉴别方法：人参含有大量皂苷，具有很强的发泡性，加水强烈振摇或煎煮过程中会产生持久的泡沫。其他的伪品则不会产生此现象。

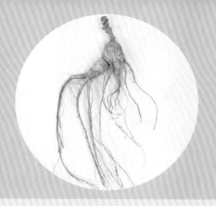

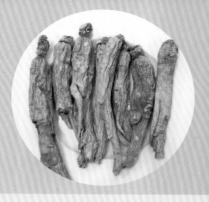

| 林下参 | 园参（栽培人参） |

补虚药

家用妙方

经验方：大补元气，温通血脉

生晒参 30 克，白酒 500 克。

　　将生晒参切片后放入瓶中，再倒入白酒加盖密封。置阴凉处，每 1～2 天将酒瓶晃动一次，经 2～3 周后即可饮用。酒尽添酒，味薄即止。酒服尽，参可食之。阴虚、内热较重者忌服。湿热较甚者也不宜服用。

食疗养生

参枣全鸭
病后体弱，营养不良，贫血

白鸭 500 克，人参 3 克，大枣 50 克，白果 75 克，莲子 10 克，黄酒、酱油少许。

　　白鸭褪毛，去除内脏洗净。莲子去芯，人参切片烘脆研末，白果剥壳去芯，枣去核。将莲子、白果、枣肉、人参末拌匀后塞入鸭腹内。用酱油、黄酒在鸭皮上抹擦。将鸭子放入搪瓷器皿或陶制容器内，上笼旺火蒸 3 小时至酥烂即可。本食疗方有较强的补益作用，可增强体质。感冒患者忌食。

西洋参

《本草从新》记载：「补肺降火，生津液，除烦倦。虚而有火者相宜。」

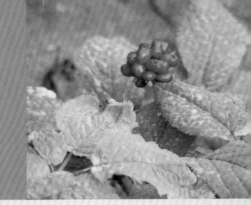

【性味归经】 甘、微苦，凉。归心、肺、肾经。

功能主治 补气养阴，清热生津。用于气虚阴亏，虚热烦倦，咳喘痰血，内热消渴，口燥咽干。

炮制方法 去芦，润透，切薄片，干燥或用时捣碎。

用法用量 用生品，3~6克，另煎兑服。

使用注意 西洋参适用于低血压、恶性肿瘤放化疗反应、冠心病、心肌梗死、心力衰竭、糖尿病、高脂血症患者。需注意以下几点：❶ 不宜与藜芦同用；❷ 中阳衰微、胃有寒湿者忌服；❸ 自身免疫性疾病慎用；❹ 儿童慎服，产后不宜服用。

选购秘笈 西洋参分进口西洋参和国产西洋参，国产西洋参价格较进口品便宜，虽然是引种栽培品，但质量不错、性价比高，建议大家买国产西洋参。国产西洋参以根条均匀、横纹紧密、体重坚实、气味浓者为佳。市场中常有以人参充西洋参的现象，但是西洋参的气味清香浓郁，并且很独特，可借此来判别真假。

家用妙方

经验方1：强身健脑，服用令人益智不忘

西洋5克，灵芝10克。

　　将西洋参和灵芝一起放入砂锅（或陶罐）中，加适量的水煎服，煎煮时间可以长一些。这一剂分2次服，早、晚各1次。胃有寒湿者忌服。

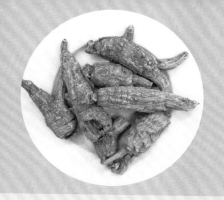
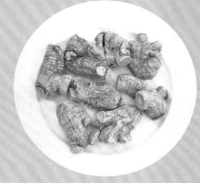

进口西洋参　　　　　　　　国产西洋参

家用妙方

经验方 2：养阴益气，清热生津，润肺止咳

西洋参 30 克，沙参 20 克，麦冬 20 克，黄酒 1000 克。

将上述药物研碎，与酒一起置入小坛内，用文火煮沸，取下待冷，加盖密封。每日晃动 1 次，7 天后可饮用。每日 2 次，每次 20 克。饮用时如有苦味，可加适量冰糖调味。

食疗养生

三七洋参炖鸡肉
冠心病，心绞痛

鸡肉 120 克，西洋参 10 克，三七 3 克，盐、味精适量。

将西洋参切片，三七打碎。鸡肉洗干净，切成小粒。再将全部材料一起放入炖盅内，加开水适量，炖盅加盖，隔水炖 3 小时，加入盐、味精调味即可。随量饮汤食肉。本食疗方只适用于气阴两虚、心血瘀阻引起的冠心病、心绞痛，心阳虚之心绞痛不宜饮用本汤。

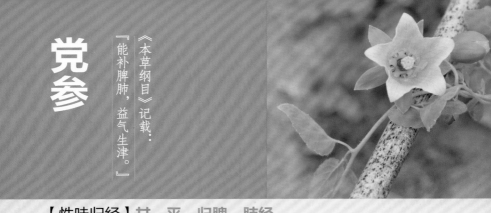

党参

《本草纲目》记载：「能补脾肺，益气生津。」

【性味归经】甘，平。归脾、肺经。

功能主治 健脾益肺，养血生津。用于脾肺气虚，食少倦怠，咳嗽虚喘，气血不足，面色萎黄，心悸气短，津伤口渴，内热消渴。

炮制方法 党参片：除去杂质，洗净，润透，切厚片，干燥。
米炒党参：取党参片，置热锅内，用文火与米伴炒，炒至表面深黄色，取出，筛去米，放凉。

用法用量 多用生品，水煎服，9～30克。生党参长于益气生津，多用于肺气亏虚、气血两亏、气津两伤；米炒后长于益气健脾止泻，多用于脾虚泄泻。

使用注意 党参适用于高脂血症、冠心病、贫血、肿瘤手术放化疗后、低血压者。需注意以下两点：❶ 不宜与藜芦同用；❷ 气滞、热盛者忌用。

选购秘笈 党参以根条粗壮、质柔润、香气浓、甜味重、嚼之无渣者为佳。有些党参用硫黄熏过，颜色偏白，闻之有酸味，此类党参不宜选购。党参含糖较多，因此极易变软发黏或虫蛀霉变。保存时要注意温度与湿度，防潮防高温，置于阴凉干燥通风处。

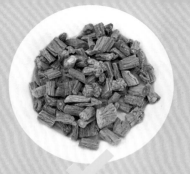

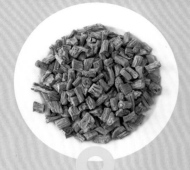

优质党参　　　　　　　一般党参

家用妙方

经验方：健脾益胃，补气生血

党参 30 克，大枣 10 枚。

　　将党参、大枣洗净，加清水适量，浸渍 2 小时，煎煮 40 分钟，取汤温服。每日 1 剂，早、晚各服 1 次。适用于脾胃气虚、饮食减少、大便稀溏及血虚所致的面色萎黄、消瘦乏力。

食疗养生

党参煮土豆
益气，养胃

党参 15 克，土豆 300 克，料酒 10 克，姜片、葱段、盐、味精、香油各适量。

　　将党参洗净，润透，切段；土豆洗净去皮，切薄片。将党参、土豆、姜片、葱段、料酒同入锅内，加水，大火烧沸。再用小火烧煮 35 分钟，加入盐、味精、香油调味即成。适用于脾胃虚弱。

太子参

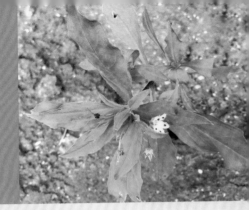

《本草再新》记载：「治气虚肺燥，补脾土，消水肿，化痰止渴。」

【性味归经】 甘、微苦，平。归脾、肺经。

功能主治 益气健脾，生津润肺。用于脾虚体倦，食欲不振，病后虚弱，气阴不足，自汗口渴，肺燥干咳。

采收加工 夏季茎叶大部分枯萎时采挖，洗净，除去须根，置沸水中略烫后晒干或直接晒干。

用法用量 用生品，水煎服，9～30克。

使用注意 太子参适用于急慢性肝炎、糖尿病、血小板减少性紫癜、百日咳属气阴不足者。需注意以下两点：❶ 有邪实、脾寒肠滑久泄者忌用；❷ 免疫功能异常者慎用。

选购秘笈 条体肥而且匀称，黄白色，没有须根的太子参为优质品。太子参有多种伪品，识别伪品可以看三个方面。第一看外表，伪品的外表都比较粗糙，有细密的皱纹或疣状突起的芽痕；第二看断面，伪品的断面多为角质样；第三尝味道，有些伪品苦味重，而太子参以甜味为主，略带苦味。

家用妙方

经验方 1：慢性肝炎

太子参 30 克，玉米须 30 克。

用适量的水煎煮后服用，每日 1 剂，早、晚服用。本方利水调肝，非肝病患者勿用。

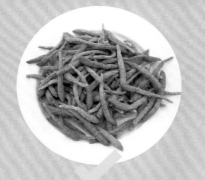

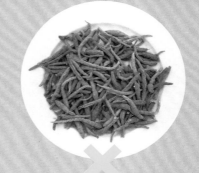

优质太子参　　　　　质差太子参

家用妙方

经验方 2：益气养阴，生津止渴

太子参 15 克，乌梅 10 克，甘草 3 克，冰糖适量。

　　将太子参、乌梅、甘草放入锅内，加清水浸泡 30 分钟。先用武火煮沸，再以文火煎熬 60 分钟左右，去渣留汁。然后加入适量冰糖，边煮边搅，至其溶化为止。可代茶或饮料饮之。本方用于气阴不足之口渴欲饮、自汗、体弱易倦、易感冒等症。邪热甚者忌服。

食疗养生

太子参山楂粥
气虚湿阻型高血压

粳米 100 克，太子参 10 克，山楂 10 克。

　　将太子参去杂质后洗净；山楂洗净，去核后切成片；粳米淘洗干净。将粳米置于电饭煲内，加入山楂片、太子参及 800 毫升清水，按常规方法煲成粥即成。本粥只适用于气虚湿阻型高血压，其他类型的慎用。

黄芪

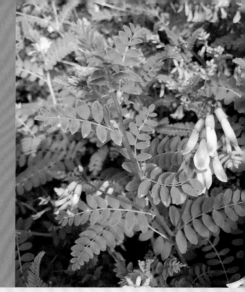

《名医别录》记载：「主妇人子脏风邪气，逐五脏间恶血。补丈夫虚损，五劳羸瘦，止渴，腹痛泄痢，益气，利阴气。」

【性味归经】甘，微温。归肺、脾经。

功能主治 补气升阳，固表止汗，利水消肿，生津养血，行滞通痹，托毒排脓，敛疮生肌。用于气虚乏力，食少便溏，中气下陷，久泻脱肛，便血崩漏，表虚自汗，气虚水肿，内热消渴，血虚萎黄，半身不遂，痹痛麻木，痈疽难溃，久溃不敛。

炮制方法 黄芪：除去杂质，大小分开，洗净，润透，切厚片，干燥。

炙黄芪：先将炼蜜加适量沸水稀释后，加入黄芪片拌匀，闷透，置炒制容器内，用文火炒至不粘手，取出，放凉。

用法用量 水煎服，9～30克。生黄芪主要用于气虚水肿、表虚自汗、疮毒内陷。蜜炙黄芪增强补中益气作用，主要用于体虚劳倦、中气下陷、气虚失血、肺虚喘促等。

使用注意 黄芪可预防感冒，适用于糖尿病、肾病、胃病、冠心病、慢性支气管哮喘、血管炎、白细胞减少症见气虚者。凡表实邪盛、内有积滞、疮疡初起或溃后热毒尚盛者忌用。

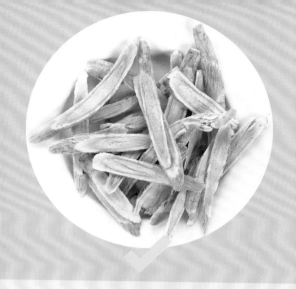

优质黄芪

选购秘笈 黄芪以根条粗长、无空心，质地柔韧，断面外层白色、中间黄色或淡黄色，有粉性及纤维性，味甜，有豆腥气者为佳品。黄芪是常用药，用量大，所以伪品较多。正品黄芪气香，嚼之有豆腥气，伪品均无豆腥气，这是鉴别真伪最简便的方法。

家用妙方

经验方：补中益气，调和营卫

黄芪 1000 克，炼蜜 1000 克。

将黄芪洗净，加水浸渍 12 小时，煎煮 4~5 小时，过滤取汁。药渣加水再煎，共煎 3 次。合并滤液，用文火煎熬，浓缩至膏状，以不渗纸为度。兑入炼蜜，调匀成膏，每次服用 15 克，1 日 2 次，白开水冲服。适用于中气虚陷所致的痰嗽虚喘、内脏下垂、脱肛、耳鸣耳聋、遗精便血、崩漏、带下、痈疽不起等症。高热、大渴、便秘等实热证禁用；阴虚有热，舌质红者，宜慎用。

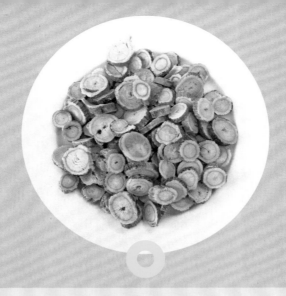

一般黄芪

黄芪粥
老年人强心、健脾、补肺

黄芪 30～50 克，粳米 50～100 克，红糖适量。

将黄芪片洗净，粳米淘洗干净。把黄芪放入锅内，加适量水，用武火煮沸后，去渣取药汁。将药汁、粳米放入锅内，加适量水，用武火煮沸后，转用文火。煮至粥将成时，加入红糖调匀，再煮上一二沸即可。此粥宜每天早、晚温热顿服，7～10 天为 1 个疗程。凡感冒发热或阴虚火旺者不宜食用。

当归黄芪乌鸡汤
益气补血

当归、黄芪各 25 克，乌鸡腿 1 只。盐 4 克。

鸡腿剁块，放入沸水中氽汤，捞出洗净。鸡腿和洗净的当归、黄芪一起放入锅中，加水 1800 毫升，以大火煮开，转小火续炖 25 分钟。加盐调味即成。适用于气血亏虚者，阴虚内热、食积腹胀者不宜食用。

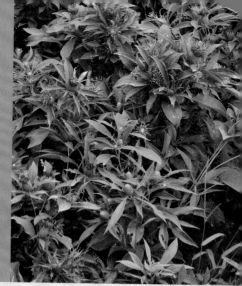

白术

《神农本草经》记载：『主风寒湿痹，死肌，痉，疸，止汗，除热消食。』

【性味归经】 苦、甘，温。归脾、胃经。

功能主治 健脾益气，燥湿利水，止汗，安胎。用于脾虚食少，腹胀泄泻，痰饮眩悸，水肿，自汗，胎动不安。

炮制方法 白术：除去杂质，洗净，润透，切厚片，干燥。
麸炒白术：取麸皮，撒入热锅内，待冒烟时，加入白术片，迅速翻动，用文火炒至表面黄棕色，有香气逸出时，取出，筛去麸皮，晾凉。

用法用量 水煎服，6～12克。生白术长于燥湿健脾、利水消肿，主要用于痰饮水肿、风湿痹痛等症；麸炒白术燥性得以缓解，同时增强健脾作用，主要用于脾不健运、食少腹胀、倦怠乏力、表虚自汗、胎动不安。

使用注意 白术适用于内耳眩晕、肝病属气虚者，腰腿疼痛属寒湿者。阴虚燥渴、气滞胀闷、热病伤津或阴虚内热者忌服。

选购秘笈 白术虽为补药，但不属于名贵药材，价格不高。白术片质地较坚硬，不易折断，呈棕黄色。有的中央有裂隙，一般具有菊花一样的纹路及分散的棕黄色油点，微显油性。气味比较清香，味甜微辛，嚼起来略带一点黏性。以质地坚实、香气浓者为佳品。

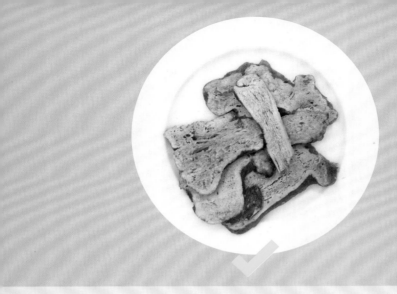

优质白术

经验方 1：脾胃虚弱，不思饮食

白术 30 克，山药 30 克，人参 3 克。

以上三味药共碾成细面，以米汤和为糊丸，搓成如小豆大。每日 2 次，1 次 30 粒，空腹温米汤送下。脾胃湿热者忌服。

经验方 2：悦泽颜色，轻身延年

白术 1000 克，苍术 500 克，人参 100 克。

将白术和苍术洗净，捣碎，加水浸泡 12 小时，水煎 3 次，分次过滤。将滤液合并，用文火煎熬，浓缩至膏状。人参水煎 5 次，将 5 次煎液合并，用文火浓缩熬膏。将以上两种膏滋合并，混合均匀，文火煎透，晾凉后盛入瓷瓶备用。每次食用 10 克，1 日 2 次，白开水冲服。本方健脾养肺，大补元气。阴虚燥渴、气滞胀闷者忌服。

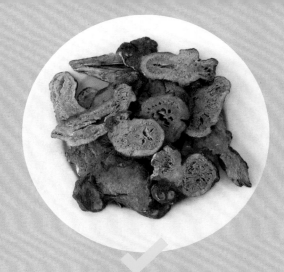

麸炒白术

益脾饼
健脾开胃，消食止泻

白术 20 克，干姜 6 克，大枣泥 50 克，鸡内金 10 克，面粉 200 克。

将白术、干姜装入纱布袋内，封口待用，鸡内金研粉，枣去核。将白术、干姜、枣肉放入锅内，共煮 1 小时。去药，枣肉再用小火煮 30 分钟，压拌成枣泥，待枣泥冷却后，和入鸡内金粉、面粉，加水揉成面团，擀成薄饼，以小火烙熟。适用于食欲不振、食后胃痛、消化不良所致之腹泻。宜空腹服用，细细咀嚼。

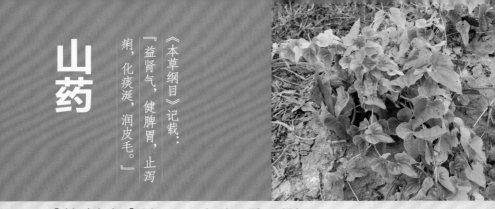

山药

《本草纲目》记载：「益肾气，健脾胃，止泻痢，化痰涎，润皮毛。」

【性味归经】 甘，平。归脾、肺、肾经。

功能主治 补脾养胃，生津益肺，补肾涩精。用于脾虚食少，久泻不止，肺虚喘咳，肾虚遗精，带下，尿频，虚热消渴。

炮制方法 山药：取毛山药或光山药除去杂质，分开大小个，泡润至透，切厚片，干燥。切片者呈类圆形的厚片。

麸炒山药：先将炒制容器加热，至撒入麸皮即刻烟起，随即投入毛山药片或光山药片，迅速翻动，炒至表面呈黄色，取出，筛去麸皮，放凉。

用法用量 多用生品，水煎服，15～30克。麸炒山药增强了补脾健胃作用，用于脾虚食少，泄泻便溏，白带过多。

使用注意 山药适用于慢性腹泻、糖尿病、遗尿、妇科带下病属气阴两虚者。需注意以下几点：❶ 湿盛中满或有积滞者慎用；❷ 实热邪实者忌用；❸ 低血糖者不宜大量长期服用。

选购秘笈 优质的毛山药质地坚实而重、粉性足、色洁白、光滑、圆润，在购买时要注意挑选。光山药圆柱形，两端平齐，要选粗细均匀、挺直、全体洁白、光滑、圆润、粉性足的来购买。山药最常见的伪品是木薯，木薯中央有一个细小的黄色木心而山药没有。

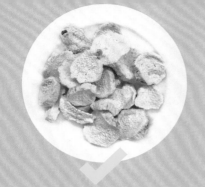
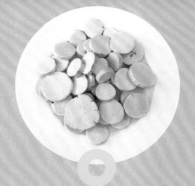

无硫山药　　　　　　　　　　　一般山药

家用妙方

经验方：糖尿病

山药 15 克，天花粉 20 克，沙参 15 克，知母 10 克，五味子 10 克。

　　将以上药物一同放入砂锅中，加适量清水，略浸泡。然后先武火后文火，煎成药汁。1 日 1 剂，每天早、晚温服。一般糖尿病皆可应用，有邪实者忌服。

食疗养生

珠玉二宝粥
补肺，健脾，养胃

山药 60 克，薏苡仁 60 克，柿霜饼 30 克。先把山药、薏苡仁捣碎。

　　柿霜饼切成小块备用。接着将前两味放入锅中，加适量水，用武火煮沸后，转用文火再煮片刻。把柿霜饼倒入锅内拌匀融化，继续用文火煮至薏苡仁熟烂即成。本粥是近代名医张锡纯拟制的五个粥方之一，宜于调理脾肺。每天早、晚空腹温热服食，5 ~ 7 天为 1 个疗程。适用于大便溏薄、食欲减退、骨蒸盗汗、劳嗽干咳等脾肺气虚之证。

白扁豆

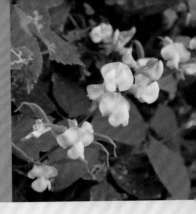

《本草纲目》记载：「硬壳白扁豆，其子充实，白而微黄，其气腥香，其性温平，得乎中和，脾之谷也。入太阴气分，通利三焦，能化清降浊，故专治中宫之病，消暑除湿而解毒也。」

【性味归经】**甘，微温。归脾、胃经。**

功能主治 健脾化湿，和中消暑。用于脾胃虚弱，食欲不振，大便溏泻，白带过多，暑湿吐泻，胸闷腹胀。

炮制方法 白扁豆：除去杂质。用时捣碎。

炒白扁豆：取净白扁豆，置炒制容器内，用文火加热至微黄色具焦斑，取出，放凉。用时捣碎。

用法用量 多用炒制品，水煎服，9～15克。炒白扁豆增强了健脾化湿作用，用于脾虚泄泻，白带过多。

使用注意 白扁豆适用于细菌性痢疾、急性胃肠炎属脾虚湿盛者，也可治疗滴虫性阴道炎。白扁豆含毒性蛋白，生品不宜服食。多食壅气，伤寒邪滞者忌用。

选购秘笈 白扁豆要选质地坚硬、颗粒大、饱满、色白、豆腥气浓的来购买。个小、干瘪、色黄、味淡的不宜购买。白扁豆易生虫，干燥处密闭贮存为佳。

家用妙方

经验方 1：饮食减少，大便稀溏

白扁豆 100 克，大枣 20 枚，冰糖 50 克。

以上三味药加适量清水，武火煎煮，水开后改用小火慢熬 40 分钟。每日 1 剂，早、晚服用。本方益气摄血，还可用于脾气虚所致皮肤发斑，色淡红，伴乏力气短，食欲不

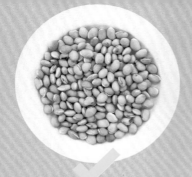

白扁豆

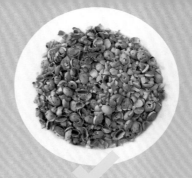

炒白扁豆

佳。服用期间勿食生冷食物。

经验方 2：健脾利湿，益气升阳

荷叶 150 克，白扁豆 50 克，薏苡仁 10 克，大米 30 克。

将以上药物洗净，放入砂锅，加入适量清水煎煮。煮至白扁豆、薏苡仁烂熟时，除去荷叶，即成。饮汤，食豆、米。每日 1 剂，分 2 次服用。适用于脾胃虚弱所引起的耳聋、耳鸣。

食疗养生

白扁豆粥
健脾和中，消暑化湿

粳米 100 克，白扁豆 50 克。

将白扁豆、粳米洗净；先将白扁豆放入锅内，加适量水用武火烧沸，改文火煮 30 分钟。将粳米下入扁豆锅内搅匀，煮熟即成。本粥适用于暑湿呕吐腹泻、脾虚呕吐、食少久泻、有腹水、消渴、赤白带下、小儿疳积等症。畏寒发热者忌服。

甘草

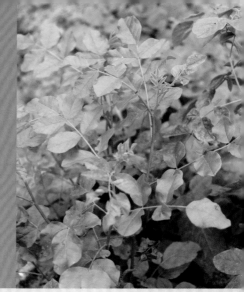

【性味归经】 甘，平。归心、肺、脾、胃经。

功能主治 补脾益气，清热解毒，祛痰止咳，缓急止痛，调和诸药。用于脾胃虚弱，倦怠乏力，心悸气短，咳嗽痰多，脘腹、四肢挛急疼痛，痈肿疮毒，缓解药物毒性、烈性。

炮制方法 甘草：除去杂质，洗净，润透，切厚片，干燥。

炙甘草：先将炼蜜加适量沸水稀释后，加入甘草片中拌匀，闷透，置炒制容器内，用文火炒至黄色至深黄色，不粘手时取出，放凉。

用法用量 水煎服，2～10克。炙甘草比生甘草补益作用更强，清热解毒作用不如生甘草。炙甘草补脾和胃，益气复脉，用于脾胃虚弱，倦怠乏力，心动悸，脉结代。

使用注意 甘草适用于胃及十二指肠溃疡、急慢性肝炎、慢性腹泻属脾胃气虚者，心律失常属气血两虚者，也可用于支气管炎、支气管哮喘、慢性咽炎。需注意以下几点：❶ 不宜与海藻、京大戟、红大戟、甘遂、芫花同用；❷ 湿盛而胸腹胀满及呕吐者忌服；❸ 水肿、肾病、高血压、低血钾、充血性心力衰竭患者慎用。

选购秘笈 甘草以外皮细紧、有纵皱、色棕红、质地坚实、断面

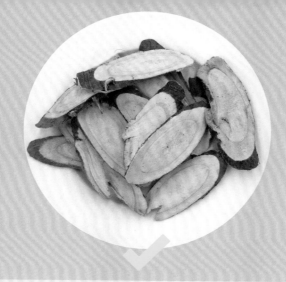

优质甘草

黄白色、粉性足者为佳品。甘草甜味特殊，凭借味道便可辨别真假。存放于通风干燥处，注意防蛀。

家用妙方

经验方 1：清热燥湿，缓解便秘

黄连 10 克，甘草 5 克，白糖适量。

将黄连、甘草均用清水洗净。把洗净的黄连、甘草放入炖盅内，倒入适量清水，蒸煮 5 分钟。最后加白糖搅拌，冷却去渣即可饮用。本方可祛除口臭。不宜与鲫鱼同食。

经验方 2：养心安神，缓急和中

甘草 10 克，小麦 10 克，大枣（干）50 克。

小麦洗净，漂去浮末。将甘草、小麦、大枣一起放入锅内加水煮沸，随量饮用。神经衰弱、癔症属脏阴不足者，症见精神恍惚，常悲伤欲哭，情绪波动，睡眠不安，呵欠频作，或言行失常。神经衰弱属痰湿内盛、痰热内扰者，不宜用本方。

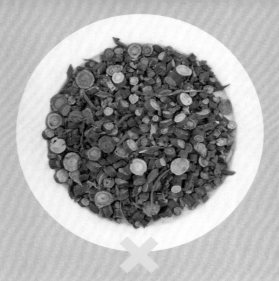

质差甘草

甘草卤鸡蛋
滋养健身，防癌解毒

鸡蛋12个，白糖、大料、肉桂各40克，丁香、白芷、艾叶白酒各10克，甘草20，酱油125克。

先将鸡蛋煮至七八成熟，剥去外壳待用。将白糖、大料、肉桂、丁香、白芷、甘草、艾叶、白酒等卤料放入锅中，加适量水，煮开约5分钟，然后把剥好的鸡蛋放入锅中，用小火卤制20～25分钟，使卤汁浸入蛋内，捞出鸡蛋即成。可作为日常生活中滋补保健常服之品，但不可过量食用。

大枣

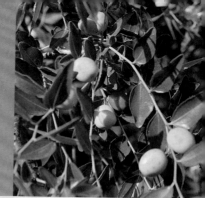

《本草纲目》记载：「主治少腹邪气，安中，养脾气，平胃气，通九窍，助十二经，补少气、少津液、身中不足，大惊，四肢重，和百药。久服轻身延年。」

【性味归经】 甘，温。归脾、胃、心经。

功能主治 补中益气，养血安神。用于脾虚食少，乏力便溏，妇人脏躁。

炮制方法 除去杂质，洗净，晒干。用时破开或去核。

用法用量 用生品，水煎服，6～15克。

使用注意 大枣对体质虚弱者尤为适宜，但以下情况不宜使用：❶ 消化不良者不宜单味大剂量或长期使用；❷ 易助湿滞气、生痰化热，故湿盛、气滞、实热、湿热、痰热、虫积均需慎用；❸ 龋齿作痛者忌用。

选购秘笈 大枣要选色红、肉厚饱满、个大核小、味香甜的来买。购回后存放于干燥处，注意防蛀。优质枣的皮色是紫红色的，并且表皮光滑，没有破损或裂烂；而采摘后捂红的枣，色略带褐色。可以将红枣掰开看看里头的枣肉，劣质或软化的红枣，掰开后部分枣肉是深褐色的；完好的红枣，掰开来整个枣肉就一种色调。还可以尝一尝，优质红枣尝起来是香甜的，口感很好，而劣质红枣会带点苦涩味。

家用妙方

经验方 1：神经衰弱，失眠多梦

大枣 20 枚，带须葱白 2 根。

将大枣洗净，用水泡发；带须葱白洗净，切成寸段备

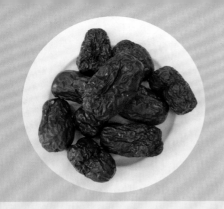
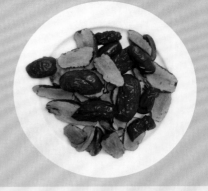

优质大枣 优质枣片

用。大枣放入锅中，加水适量，先以武火烧开，再改用文火炖约 20 分钟，加入带须葱白后继续炖 10 分钟即成。

经验方 2：心悸，体虚气弱

糯米 250 克，大枣 20 克，党参 10 克，白糖 50 克。

先用温水将大枣与党参泡发，然后将它们连同水倒入锅里煮 30 分钟，然后捞出大枣和党参，将汤留着，备用。把糯米洗净，加适量水放在大碗内，上锅蒸熟后，扣在盘中，将枣摆在上面，再把白糖加入汤液内煎成黏汁，浇在枣饭上即可。

食疗养生

红枣柏子仁小米粥
胃溃疡

大枣 10 枚，小米 100 克，柏子仁 15 克，白糖少许。

将大枣、柏子仁、小米洗净。洗净的大枣、柏子仁分别放入碗中，泡发待用。将砂锅洗净置于火上，把大枣、柏子仁放入砂锅内，加清水煮熟后转小火熬煮。再加入小米共煮成粥，加入白糖，搅拌均匀即可。

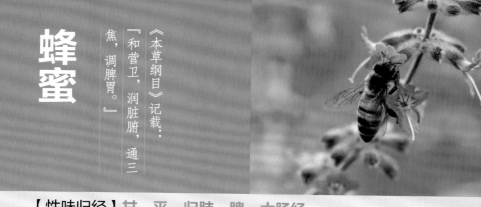

蜂蜜

《本草纲目》记载：「和营卫，润脏腑，通三焦，调脾胃。」

【性味归经】 甘，平。归肺、脾、大肠经。

功能主治 补中，润燥，止痛，解毒；外用生肌敛疮。用于脘腹虚痛，肺燥干咳，肠燥便秘，解乌头类药毒；外治疮疡不敛，水火烫伤。

采收加工 春至秋季采收，过滤。

用法用量 内服宜用炼蜜，外用宜用生蜜。内服 15～30 克，外用适量。

使用注意 蜂蜜适用于胃肠道疾病、小儿咳嗽、宫颈糜烂、烧烫伤。需注意以下几点：❶ 痰湿阻滞、胸闷不舒及便溏者慎用；❷ 高血糖患者不宜单味大剂量服用；❸ 不宜与生葱、大蒜同食。

选购秘笈 蜂蜜以半透明、带光泽、稠如凝脂，用木棒挑起时蜜汁下流如丝状不断且盘曲如折叠状，味甜不酸、气芳香、洁净无杂质者为佳。用铁棒烧红后，插入蜜中，立即提出，见有蒸气样而闻不出焦气者为真，起烟而闻出焦气者为伪品或掺混杂物。

家用妙方

经验方 1：补益元气，健脾和中

炙黄芪 500 克，党参 500 克，蜂蜜 2～3 倍量。

　　将炙黄芪和党参加水煎煮 2～3 次，合并滤液，再慢火熬成浓汁。然后加入蜂蜜，以小火并不停搅拌熬制成膏状即可。每次服 10～15 克，日服 2 次，温开水冲服。本方用于体弱气虚、食少乏力、眩晕、水肿等症，还可作为贫血、营养不良及肾病类患者的滋补保健食品。有邪实积滞者忌服。

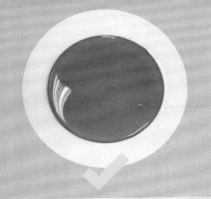
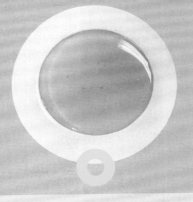

优质蜂蜜   一般蜂蜜

经验方 2：风热感冒，发热头痛

山楂 10 克，金银花 30 克，蜂蜜 250 克。

    将山楂、金银花放入砂锅中，加适量水置大火上烧沸，3 分钟后将药液倒入碗中，再煎一次倒出药液，两次药液合并后放入蜂蜜，搅拌均匀即可。可随时饮用。使用前一定辨清为风热感冒，风寒感冒勿用。

蜜四果
健胃消食，敛肺止喘，活血化瘀

山楂 200 克，板栗 200 克，白果仁 200 克，大枣 200 克，白糖 200 克，蜜桂花 5 克，蜂蜜 50 克，食碱 5 克，芝麻油 50 克。

    将山楂、板栗、白果仁、大枣洗净。山楂煮熟去核去皮；板栗开水略烫；白果刀拍去外壳，投入加有食碱的开水中刷去外皮，再入开水中煮 3 分钟，放到清水中漂净沥干；板栗、白果上笼蒸熟，晾干水汽。炒锅中置油 25 克，白糖 25 克炒至浅黄色，加水 250 克、白糖、蜂蜜、板栗、白果、山楂、大枣煮开后，小火收糖汁浓稠时撒上桂花，淋上麻油炒匀即可。适用于面色萎黄、消化不良、心悸失眠、咳嗽气喘。有邪实者忌服。

鹿茸

《本草纲目》记载：「生精补髓，养血益阳，强健筋骨。治一切虚损耳聋，目暗，眩晕，虚痢。」

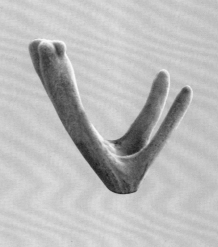

【**性味归经**】甘、咸，温。归肾、肝经。

功能主治 壮肾阳，益精血，强筋骨，调冲任，托疮毒。用于肾阳不足，精血亏虚，阳痿滑精，宫冷不孕，羸瘦，神疲，畏寒，眩晕，耳鸣，耳聋，腰脊冷痛，筋骨痿软，崩漏带下，阴疽不敛。

炮制方法 鹿茸片：取鹿茸，燎去茸毛，刮净，以布带缠绕茸体，自锯口面小孔灌入热白酒，并不断添酒，至润透或灌酒稍蒸，横切薄片，压平，干燥。

鹿茸粉：取鹿茸，燎去茸毛，刮净，劈成碎块，研成细末。

用法用量 内服 1～2 克。从小剂量开始服用，逐渐加量。小剂量可缓解疲劳，大剂量增强性功能。

使用注意 鹿茸适用于慢性肾炎、糖尿病、甲状腺功能低下、肾上腺皮质功能减退、性神经衰弱、不孕症属肾阳不足者，功能性子宫出血、慢性盆腔炎属冲任不固者，血栓闭塞性脉管炎属精血亏虚、久溃不敛者。需注意以下几点：❶ 阴虚阳亢者忌服；❷ 肾虚有火者不宜用，上焦有痰热及胃里有火者忌用；❸ 吐血下血、阴虚火旺者忌用；❹ 儿童忌服，运动员禁用。

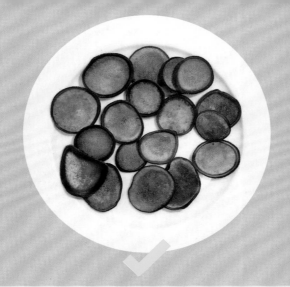

马鹿茸片

鹿茸以茸形粗壮、饱满、皮毛完整、质嫩、油润、无骨棱、无钉者为佳。我们所购买的鹿茸一般均为切制好的鹿茸片，花鹿茸角尖部习称"血片""蜡片"，价格最贵；中上部的切片习称"蛋黄片"，价格居中；下部习称"老角片"，最便宜，质量也最差。

家用妙方

经验方：治低血压

鹿茸 15 克，山药 30 克，共研为粗末。

将鹿茸和山药粗末放入适宜容器内，加入白酒 500 毫升，密封，1 周后即可饮用，每日可摇动数次。每次 15～30 毫升，早、晚各饮 1 次。本方补肾壮阳、补脑强精，适用于肾阳虚低血压伴阳痿患者。

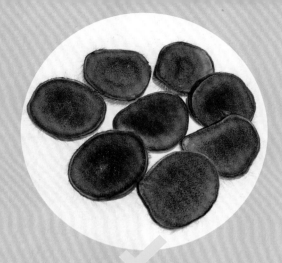

梅花鹿茸血片

鹿茸枸杞蒸虾
温肾壮阳，益精生血

鹿茸片、枸杞子各 10 克，大虾 300 克，米酒 50 克。

　　大虾剪去须脚，挑去虾线，洗净；鹿茸片、枸杞子均洗净。鹿茸片与枸杞子一起用米酒泡 20 分钟左右。将备好的大虾放入盘中，浇入鹿茸、枸杞子和米酒，再将盘子放入沸水锅中，隔水蒸 8 分钟即成。男性阳痿早泄、女性宫寒不孕，可服食。阴虚阳亢、血分有热、胃火炽盛、肺有痰热及外感热病者不宜服食。

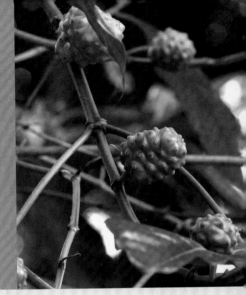

巴戟天

《本草纲目》记载：
『治脚气，去风疾，补血海。』

【性味归经】甘、辛，微温。归肾、肝经。

功能主治 补肾阳，强筋骨，祛风湿。用于阳痿遗精，宫冷不孕，月经不调，少腹冷痛，风湿痹痛，筋骨痿软。

炮制方法 巴戟肉：取净巴戟天，大小分档，加清水拌匀、润透，置适宜的蒸制容器内，用蒸汽加热至蒸透，趁热除去木心，切段，干燥。

盐巴戟天：取净巴戟天，大小分档，加盐水拌匀、润透，置适宜的蒸制容器内，用蒸汽加热至蒸透，趁热除去木心，切段，干燥。

制巴戟天：取甘草，捣碎，加水煎汤，去渣，加入净巴戟天拌匀，共煮透，趁热除去木心，切段，干燥。

用法用量 水煎服，3～10克。巴戟肉长于补肝肾、祛风湿，多用于肾虚兼风湿证。盐巴戟天主入肾，补肾助阳力胜，用于肾阳不足之阳痿早泄、宫冷不孕、小便频数。制巴戟天味甘，补益作用增强，用于脾肾亏虚之胸中气短、腰腿疼痛、身重无力。

使用注意 巴戟天适用于肾上腺皮质功能减退、甲状腺功能低下、性神经衰弱、更年期综合征属肾阳不足者；风湿性关节炎、

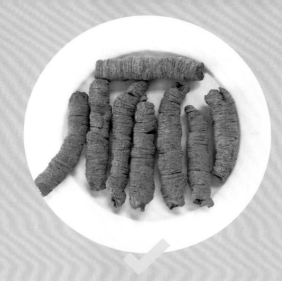

优质巴戟天

类风湿性关节炎属风寒湿痹阻者。相火炽盛之泄精、尿赤，目赤目痛，烦躁口渴，大便秘燥者忌用。

选购秘笈 巴戟天以条大而呈连珠状、肉厚、色紫、质软、木心细、味微甜、无虫蛀、体干者为佳品。巴戟天商品中常掺入发霉变质的巴戟天，此类巴戟天外表颜色较浅，内表面不显紫色，中心可见灰黑色霉变丝状物。购买时应注意甄别。

家用妙方

经验方：补肾壮腰

巴戟天 10 克，熟地黄 12 克，人参 5 克，菟丝子 6 克，补骨脂 6 克，小茴香 2 克。

以上药物置砂锅中，加适量清水浸泡半小时；然后先用武火煮沸，再用文火煮 40 分钟。每日 1 剂，分 2 次服用，饭后服。用于老年人肾虚衰弱，足膝痿软，步履困难。阴虚、有湿热者忌服。

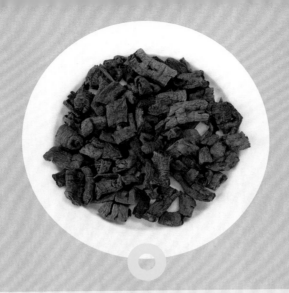

一般巴戟天

首乌巴戟兔肉汤
高血压、高脂血症

兔肉 500 克，何首乌 30 克，巴戟天 30 克，花生仁（生）30 克，姜 5 克，盐 4 克。

　　将首乌、巴戟天、花生洗净。兔肉去肥脂，洗净，切块去油脂，用开水焯去血水。把全部用料一起放入锅内，加适量清水，武火煮沸后，文火煮 3 小时，用盐调味即可。本汤补益肝肾、强壮筋骨，还可用于中风后遗症属肝肾不足者，症见腰膝酸软，下肢疼痛，头晕耳鸣，体倦神疲，须发早白。外感发热、湿热泄泻者，不宜饮用本汤。

杜仲

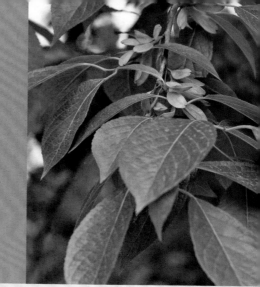

《本草纲目》记载：

「杜仲色紫而润，味甘微辛，其气温平，甘温能补，微辛能润，故能入肝而补肾，子能令母实也。」

【性味归经】 甘，温。归肝、肾经。

功能主治 补肝肾，强筋骨，安胎。用于肝肾不足，腰膝酸痛，筋骨无力，头晕目眩，妊娠漏血，胎动不安。

炮制方法 杜仲：刮去残留粗皮，洗净，切块或丝，干燥。
盐杜仲：取杜仲块或丝，加盐水拌匀，闷透，置炒制容器内，以文火加热，炒至断丝、表面焦黑色。

用法用量 水煎服，6～10克。生杜仲长于补益肝肾，用于头晕目眩、湿重腰痛。盐杜仲增强了补益肝肾作用，用于肾虚腰痛、阳痿遗精、胎元不固。

使用注意 杜仲适用于糖尿病、甲状腺功能低下、慢性肾炎、肾上腺皮质功能减退、醛固酮增多症属肾阳不足者；先兆流产、习惯性流产属肝肾亏虚者。阴虚火旺者慎服。如果有口渴、口苦、小便黄赤等热性症状，不宜服用。

选购秘笈 杜仲断面有细密银白色富弹性的胶丝相连，一般可拉到1厘米以上才断（此为杜仲的主要鉴别点）。气味微弱，味道稍苦，嚼之有胶状感。以皮厚、块大、去净粗皮、内表面暗紫色、断面丝多者为佳。

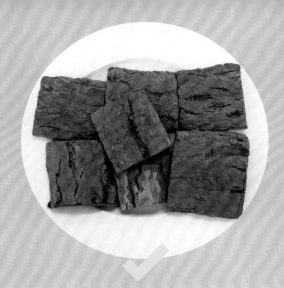

优质杜仲

经验方 1：滋阴潜阳，降血压

盐杜仲 12 克，桑寄生 15 克，生牡蛎 20 克，菊花 10 克，枸杞子 10 克。

　　以上药味置砂锅中，用适量清水浸泡 30 分钟，然后用武火加热至沸腾，再改为文火煮 40 分钟。每日 1 剂，分早、晚服用。服药 11 天血压就会明显下降，自觉症状明显改善。本方适用于高血压，但要辨清病证，只适用于阴虚阳亢所致的高血压病。

经验方 2：补肝肾，安胎

盐杜仲 9 克，续断 15 克，山药 12 克。

　　将三味药置砂锅中，加适量清水，用武火加热至沸腾，再改为文火煮 30 分钟。每日 1 剂，分早、晚 2 次服用。本方适用于习惯性流产，由肝肾亏虚所致。

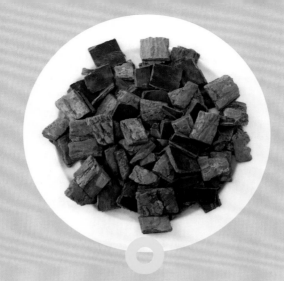

一般杜仲

清脑羹
补肝肾，降血压

盐杜仲 50 克，银耳（干）50 克，冰糖 250 克。

　　将盐杜仲煎熬 3 次，收取药液 1000 毫升待用。银耳用温热水发透，择去杂质，揉碎，淘洗干净。冰糖用水溶化后，置文火上熬至色微黄时过滤待用。取一洁净的锅，倒入杜仲汁，下入银耳，并视银耳涨发情况可以再加适量清水，置武火上烧沸后，移文火上久熬至银耳熟烂，熬 3～4 小时，再冲入冰糖水熬稠即成。本羹适用于脾肾两虚型高血压病，症见头昏、耳鸣、失眠、腰膝酸痛等。阴虚火旺者忌服。

肉苁蓉

《本草纲目》记载：「暖腰膝，健骨肉，滋肾肝精血，润肠胃结燥。」

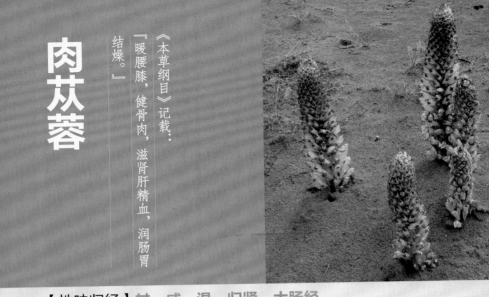

【性味归经】 甘、咸，温。归肾、大肠经。

功能主治 补肾阳，益精血，润肠通便。用于肾阳不足，精血亏虚，阳痿不孕，腰膝酸软，筋骨无力，肠燥便秘。

炮制方法 肉苁蓉片：除去杂质，洗净，润透，切厚片，干燥。
酒苁蓉：取肉苁蓉片，加黄酒拌匀，闷润4~8小时，装入蒸罐内，密封，蒸12~24小时，中间倒罐1次，至黄酒被吸尽，表面黑色时，取出，干燥。

用法用量 多用酒炙品，水煎服，6~10克。生肉苁蓉润肠通便力胜，用于肾气不足所致肠燥便秘；酒肉苁蓉补肾助阳之力增强，用于肾阳虚之腰痛、阳痿、不孕。

使用注意 肉苁蓉适用于老年性便秘属肾虚津亏者，甲状腺功能低下、肾上腺皮质功能减退、醛固酮增多症属肾阳不足者。阴虚火旺者、腹泻便溏者忌服，胃肠湿热而大便干结不宜用。

选购秘笈 肉苁蓉以条粗壮，密被鳞片，色棕褐，质柔润者为佳。需要注意的是，肉苁蓉有两种来源——肉苁蓉和管花肉苁蓉，传统认为肉苁蓉质量更好。二者的区别在于：肉苁蓉切面有棕黄色小点，排列成波状环纹；管花肉苁蓉切面散生小点（维管束）。

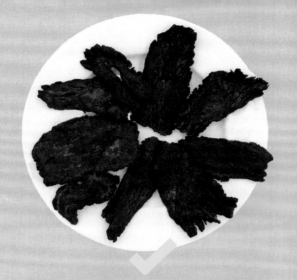

优质肉苁蓉

经验方 1：润肠通便

肉苁蓉 30 克。

　　将肉苁蓉放入砂锅内，加适量清水煎煮 30 ~ 40 分钟，滤出药汁，分早、晚 2 次服用。适用于老年津枯，产后血虚，热病津伤之便秘。脾虚便溏、阴虚火旺或热结便秘者不宜服。

经验方 2：补肝肾，益精髓

肉苁蓉 10 克，菟丝子 10 克，枸杞子 20 颗，冰糖适量。

　　将肉苁蓉、菟丝子、枸杞子洗净，分别备用。再把肉苁蓉、菟丝子、枸杞子、冰糖一起放入锅中，加水后煲 20 分钟。将煮好的茶放入壶中即可饮用。本方有一定抗衰老作用，同时可预防男性肾虚阳痿、遗精早泄。性功能亢进者不宜服用。

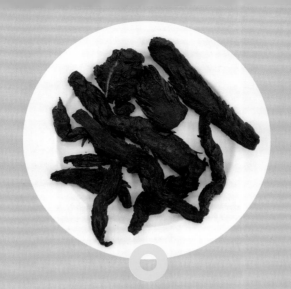

一般肉苁蓉

肉苁蓉麦冬粥
补肾益肝，滋阴明目

粳米 100 克，肉苁蓉 20 克，麦冬 20 克，枸杞子 30 克，姜 5 克，红糖 50 克。

　　将肉苁蓉、麦冬装入纱布袋，扎口；放入锅内加清水煎煮成药汁，去纱布袋留药汁；将枸杞子洗净；粳米淘洗净。粳米放入锅内加药汁、清水、枸杞子、生姜，煮沸；再转用文火煮米熟成稀粥。加入红糖调味，即可食用。适于肝肾阴虚型骨质增生，症见头晕目眩、眼花耳鸣、烦躁易怒等。脾胃虚弱便溏者忌服。

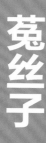

菟丝子

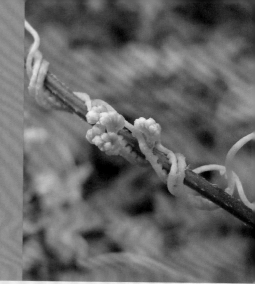

《本草纲目》记载：「治男女虚冷，添精益髓，去腰疼膝冷，消渴热中。久服去面䵟，悦颜色。」

【性味归经】辛、甘，平。归肝、肾、脾经。

功能主治 补益肝肾，固精缩尿，安胎，明目，止泻；外用消风祛斑。用于肝肾不足，腰膝酸软，阳痿遗精，遗尿尿频，肾虚胎漏，胎动不安，目昏耳鸣，脾肾虚泻；外治白癜风。

炮制方法 菟丝子：除去杂质，洗净，干燥。

盐菟丝子：取净菟丝子，加盐水拌匀，闷透，置炒制容器内，以文火加热，炒至微鼓起，取出，放凉。

用法用量 多用生品，水煎服，6～12克。外用适量。生菟丝子长于养肝明目，多用于目暗不明；盐菟丝子平补肝肾，并能增强补肾固涩的作用，常用于阳痿早泄、遗精滑泄、胎元不固。

使用注意 菟丝子适用于慢性肾病、糖尿病、神经衰弱、肾上腺皮质功能减退、甲状腺功能低下、更年期综合征属肾阳不足者；中心性视网膜炎、视神经炎属肝肾不足者；内耳眩晕属肝肾不足者；先兆性流产、习惯性流产属肝肾不足者。阴虚火旺、大便热燥、小便短赤者忌服。阳强者禁用。

优质菟丝子

选购秘笈 菟丝子质坚实，不易以指甲压碎。用开水浸泡，表面有黏性，加热煮到种皮破裂时露出白色卷旋状的胚，形如吐丝。伪品用水浸泡煎煮，不会破裂吐丝。

家用妙方

经验方：治骨质疏松

制何首乌 15 克，菟丝子 12 克，补骨脂 15 克，枸杞子 15 克，茯苓 12 克，当归 10 克，牛膝 10 克，黄芪 20 克，白术 10 克。将以上药物洗净，放入砂锅中，加适量清水浸泡 30 分钟后，加热煎煮。每日 1 剂，水煎至 300 毫升，分 2 次服用。本方滋肾水、益肝血，适用于肝肾气血亏虚引起的骨质疏松，症见腰背、下肢、足跟酸楚疼痛，痿软无力，发脱齿松，耳鸣耳聋等。

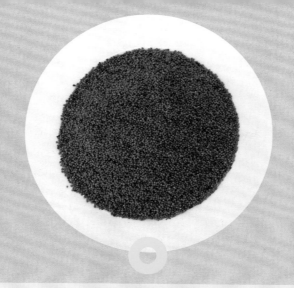

一般菟丝子

菟丝子粥
温补肾精，滋肝明目

菟丝子 30 ～ 50 克，粳米 100 克，白糖适量。

先把菟丝子洗净后捣碎，或用新鲜菟丝子捣烂。把菟丝子放入锅内，加适量水，煎取浓汁约 200 毫升，去渣留汁。加入淘洗干净的粳米，加适量水，共煮成粥。待米开粥稠时加入白糖，再煮上一二沸即成。适用于肝肾亏损、腰膝酸软、足软乏力、阳痿、早泄、遗精、带下、小便清长、淋漓不尽，头晕目眩、视物昏暗、耳聋耳鸣，以及妇人带下、习惯性流产等症。本粥宜每天早、晚温热服食，10 ～ 14 天为 1 个疗程，时隔 3 ～ 5 天再服。

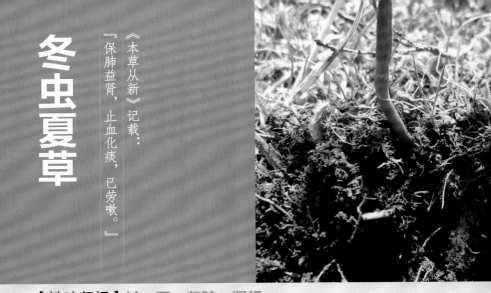

冬虫夏草

《本草从新》记载：
『保肺益肾，止血化痰，已劳嗽。』

【性味归经】甘，平。归肺、肾经。

功能主治 补肾益肺，止血化痰。用于肾虚精亏，阳痿遗精，腰膝酸痛，久咳虚喘，劳嗽咯血。

采收加工 夏初子座出土、孢子未发散时挖取，晒至六七成干，除去似纤维状的附着物及杂质，晒干或低温干燥。

用法用量 内服 3～9 克。多入丸、散剂，也可装入胶囊服用。宜另炖。饭前服，加强补肾作用；饭后服，治疗咳喘。

使用注意 冬虫夏草适用于慢性肾病、支气管哮喘、肺结核、肺脓肿属肺肾不足者。有表邪者慎服；阴虚火旺者慎服。

选购秘笈 冬虫夏草气微腥，味微苦。以完整、虫体丰满肥大、外色黄亮、内白色子座短者为佳。虫草价格昂贵，所以很多不法商贩以次充好，甚至以假乱真，下面为大家介绍几种比较常见的情况。

✦ 虫草的质地松脆，在采集和运输的过程中很容易被折断，卖家经常将断虫草用牙签等串联起来，冒充完整的虫草。

✦ 往虫草里加入比重大的混合物增加重量，谋取利润，比如在虫草外部涂上铅粉，一般看不出来。

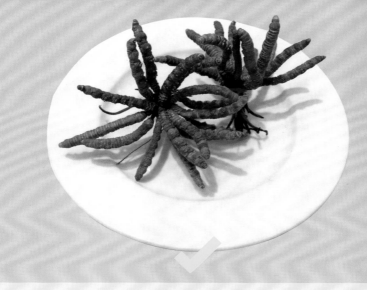

优质冬虫夏草

✦ 常见的伪品有亚香棒虫草、蛹虫草、凉山虫草等，用这些伪品混充冬虫夏草来卖。由于也是虫草，所以行外人很难区分，主要区别是腹足数量不同于正品（腹部有步足 8 对，中部 4 对较明显），还有就是用水煮了会脱色。

✦ 往虫草里放土，市场上就有"一两虫草半两土"之说。所以，买虫草时要抖一抖。

家用妙方

经验方：滋肺补肾，止咳化痰

冬虫夏草 20 克，白酒 1000 毫升。

　　将冬虫夏草研碎，放入适宜容器内，倒入药酒浸泡，密封。每日摇动数次，15 天后即可饮用。每次 10 ~ 15 毫升，每日 1 次。适用于老年人由肾虚引起的慢性支气管炎。

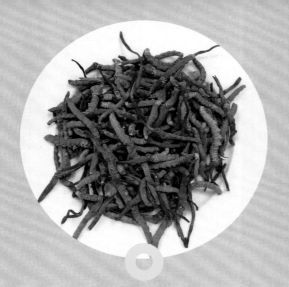

一般冬虫夏草

冬虫夏草炖老鸭
补肺肾，止喘咳

冬虫夏草15克，老雄鸭1只，葱、姜、黄酒、盐、胡椒粉适量。

　　雄鸭去毛，去内脏洗净，砍开鸭头，插入冬虫夏草5根，其余冬虫夏草放入鸭腹内。把鸭子和葱、姜、黄酒一起放入炖锅内，加适量清水，先用武火烧沸，再改用文火炖2小时。待鸭肉熟烂后，加入盐和胡椒粉调味，即可饮汤食肉。适用于喘咳、自汗、阳痿、遗精等肺气虚、肺肾两虚的虚证，病后体弱、精神萎靡、食欲不振者，老年慢性支气管炎。虚寒泄泻、感冒初起、喜热畏寒者忌用。

当归

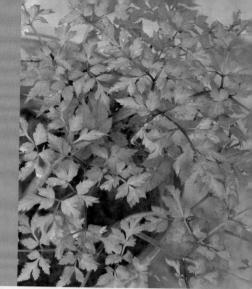

《本草纲目》记载：

『治头痛、心腹诸痛，润肠胃、筋骨、皮肤。治痈疽，排脓止痛，和血补血。』

【性味归经】甘、辛，温。归肝、心、脾经。

功能主治 补血活血，调经止痛，润肠通便。用于血虚萎黄，眩晕心悸，月经不调，经闭痛经，虚寒腹痛，风湿痹痛，跌扑损伤，痈疽疮疡，肠燥便秘。

炮制方法 当归：除去杂质，洗净，润透，切薄片，晒干或低温干燥。

酒当归：取净当归片，加黄酒拌匀，闷透，置炒制容器内，用文火炒干，取出，放凉。

用法用量 多用生品，水煎服，6~12克。酒当归更长于活血通经。用于经闭痛经，风湿痹痛，跌扑损伤。

使用注意 当归适用于贫血、月经病、疮痈溃破不收口属血虚者。需注意以下几点：❶ 湿热中阻、肺热痰火、阴虚阳亢忌用；❷ 大便溏泻者忌服；❸ 妇女崩漏或月经量多者慎用。

选购秘笈 当归以主根粗大、身长，支根少，油润，断面黄白色，外皮黄棕色，气味浓厚者为佳品。柴性大、干枯无油或断面呈绿色者不可服用。要选气味浓郁的买。

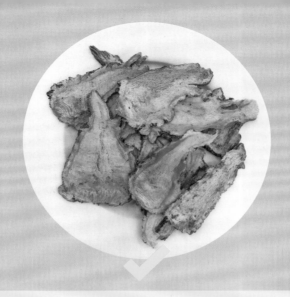

优质当归

经验方 1：治脱发

当归 500 克，柏子仁 500 克。

　　将两味药碾为细粉，用炼蜜和丸，制成丸重 10 克。每日 3 次，每次 1 丸。用于阴血虚导致的脱发。大便溏泄者忌服。

经验方 2：活血，止痛

当归 60 克，川芎 10 克，益母草 15 克。

　　将当归、川芎、益母草洗净，放入砂锅中，加适量清水，煎煮，取汁饮用即可。代茶饮，每日 1 剂，可多次煎泡。适用于月经不调、行经腹痛、经量减少及产后腹痛等。月经量多者忌服。

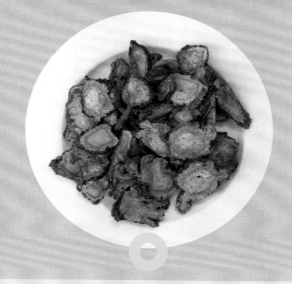

一般当归

当归墨鱼丝
补血养血，祛瘀通经

鲜墨鱼或水发墨鱼 200 克，当归 15 克，水发玉兰片 25 克，肉汤 25 克，葱、姜、料酒、盐、酱油各适量。

墨鱼洗净，与玉兰片一起切丝。当归用水煎，200 克水煎至 50 克，滤去渣，取清汤浸泡墨鱼丝，取炒锅旺火加热，加猪油，烧到七成热时下葱、姜煸炒出味。再下墨鱼丝、玉兰丝快速搅炒，加料酒、盐、酱油再搅炒，加入肉汤，原泡墨鱼药汁。烧沸后用淀粉勾芡，下味精，淋熟猪油即成。适用于贫血及妇人血虚闭经。脾虚中满者忌服。

熟地黄

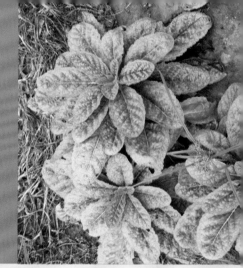

《本草纲目》记载：「填骨髓，长肌肉，生精血，补五脏内伤不足，通血脉，利耳目，黑须发，男子五劳七伤，女子伤中胞漏，经候不调，胎产百病。」

【性味归经】甘，微温。归肝、肾经。

功能主治 补血滋阴，益精填髓。用于血虚萎黄，心悸怔忡，月经不调，崩漏下血，肝肾阴虚，腰膝酸软，骨蒸潮热，盗汗遗精，内热消渴，眩晕，耳鸣，须发早白。

炮制方法 取整生地黄，除去杂质，洗净，稍晾干，加黄酒拌匀，闷润 24～48 小时，装入蒸罐内，加水适量，密封，蒸 12～24 小时，中间倒罐一次，至黄酒被吸尽，色泽黑润时，取出，晒至约八成干时，切厚片，干燥。

用法用量 水煎服，9～15 克。

使用注意 熟地黄适用于贫血、腰肌劳损属精血亏虚者。气滞痰多、脘腹胀痛、食少便溏者忌服；糖尿病患者、单纯性肥胖患者忌单味大量长期服用。忌用铜器煎煮。

选购秘笈 熟地黄呈块状，表面皱缩不平，内外皆黑色，质地柔软黏稠，有时带光泽，油润有黏性，气微香，味甜。以块大而整、色漆黑、质润有光泽、味道甜的为优质品。

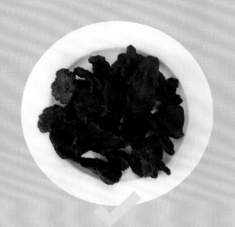
优质熟地黄

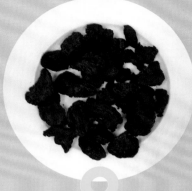
一般熟地黄

家用妙方

经验方：益气滋阴，降压

熟地黄 20 克，生地黄 20 克，沙参 15 克，大枣 20 克，蜂蜜适量。以上四种药，洗净，同放碗中，加入蜂蜜，隔水蒸 3 小时即可。每日 1 剂，分 3 次服用。用于气阴两虚及高血压而出现的口渴多汗、气虚脉弱以及头晕头痛、心悸耳鸣。

食疗养生

熟地牛脊汤
滋阴补血，强筋壮骨

熟地黄 30 克，牛脊骨 500 克，盐、味精适量。

将熟地黄洗净，装入纱布袋中封口待用。牛脊骨斩成小块。把熟地黄和牛脊骨放入锅内，加清水 1000 毫升，用旺火烧沸后，再用小火煎煮 1 小时。去熟地黄，加盐、味精调味即可。适用于无病体虚、贫血、四肢乏力。食少、痰多不易咯出、腹泻者忌用。忌与萝卜、葱白、韭白、薤白同食。

何首乌

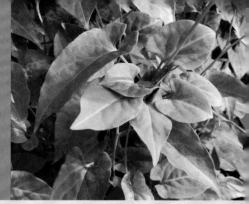

《本草纲目》记载：「养血益肝，固精益肾，健筋骨，乌发，为滋补良药。」

【性味归经】 苦、甘、涩，微温。归肝、心、肾经。

功能主治 解毒，消痈，截疟，润肠通便。用于疮痈，瘰疬，风疹瘙痒，久疟体虚，肠燥便秘。制何首乌补肝肾，益精血，乌须发，强筋骨，化浊降脂，用于血虚萎黄，眩晕耳鸣，须发早白，腰膝酸软，肢体麻木，崩漏带下，高脂血症。

炮制方法 何首乌：除去杂质，洗净，稍浸，润透，切厚片或块，干燥。

制何首乌：取何首乌片或块，置非铁质的适宜容器内，加黑豆汁和黄酒拌匀，闷润 4 ~ 8 小时，装入蒸罐内，加水适量，密封，蒸 18 ~ 24 小时，中间倒罐一次，至汁液被吸尽，内外均呈棕褐色至黑褐色时，取出，干燥。

用法用量 水煎服，生何首乌 3 ~ 6 克，制何首乌 6 ~ 12 克。

使用注意 何首乌用于多种贫血、先天发育障碍、老年骨折久不愈合、习惯性便秘属精血亏虚者。需注意以下几点：❶ 外感热病患者以及外感病邪未解者忌用；❷ 大便溏泻及湿痰较重者忌用；❸ 低血糖患者不宜大量长期服用；❹ 忌铁器。

选购秘笈 何首乌断面有明显的云锦状花纹，这是鉴别何首乌的一个重要特征，不是正品何首乌就不会有云锦花纹。购买时要挑选质重、坚实、云锦花纹明显、显粉性的，这样的才是佳品。我们在药店购买到的都是切制并炮制过的何首乌，一般为棕黑色的

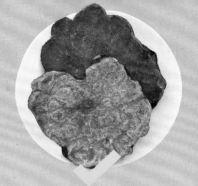

优质何首乌

小块，比较坚硬，质地沉重。

家用妙方

经验方 1：补益肝肾，平肝潜阳

何首乌 10 克，山楂肉 12 克。

先将何首乌、山楂肉加适量清水浸泡 30 分钟，然后加热煎煮 50 分钟。取汤加糖，即可饮用。可代茶饮用。用于高血压、动脉硬化、高血脂属肾阳虚者。补益精血当用制首乌；大便溏泄及湿痰较重者不宜服。

经验方 2：补肝，益肾，养血，延年益寿

何首乌 200 克，白酒 500 克。

将何首乌破碎成粗末，放入干净的瓶子中；把白酒倒入瓶中，加盖密封，置阴凉干燥处。经常晃动数下，经 10 天后静置澄明，即可开封取饮。每日早、晚各 1 次，每次饮服 15～20 毫升。

随饮随添新酒，直至味淡即止。用于肝肾阴亏、须发早白、腰膝软弱、筋骨酸痛，妇女带下。本酒可作为病后体虚的辅助治疗。如用于延年益寿，长期服用者，可选用此方。饮用此酒时，如觉味苦带涩，可加适量冰糖。

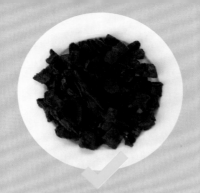

制何首乌

仙人粥
补血养肝，补肾抗老

制何首乌 30 克，大枣 3 枚，粳米 100 克，红糖适量。

将何首乌洗净，放入锅中，加足量清水，先浸渍 2 小时，再煎煮 60 分钟，滤去药渣。将粳米淘洗干净，放入砂锅，倒入何首乌煎液，放入大枣。先用武火煮沸，再以文火煎熬 20 ~ 30 分钟，以米熟烂为度。加入适量红糖，调匀。早、晚餐温服。用于肝肾阴血不足所致的头晕耳鸣、心悸失眠、须发早白、面色萎黄、大便秘结、唇舌色淡等。本粥可作为高脂血症、动脉硬化的保健食疗，长期服用可促进健康，延年益寿。脾虚泄泻和痰湿内盛者忌服。

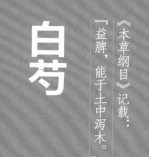

白芍

《本草纲目》记载："益脾，能于土中泻木。"

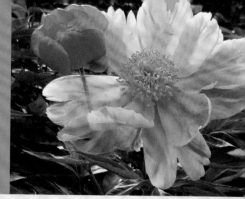

【性味归经】苦、酸，微寒。归肝、脾经。

功能主治 养血调经，敛阴止汗，柔肝止痛，平抑肝阳。用于血虚萎黄，月经不调，自汗，盗汗，胁痛，腹痛，四肢挛痛，头痛眩晕。

炮制方法 白芍：洗净，润透，切薄片，干燥。

炒白芍：取净白芍片，置炒制容器内，用文火加热至微黄色，取出，放凉。

酒白芍：取净白芍片，加黄酒拌匀，闷透，置炒制容器内，用文火炒至微黄色，取出，放凉。

用法用量 多用生品，水煎服，6～15克。生白芍长于养血敛阴，平抑肝阳，多用于血虚之月经不调、痛经、崩漏、头痛、眩晕、耳鸣、烦躁易怒，以及自汗、盗汗等。炒白芍性稍缓，以养血敛阴为主，多用于肝旺脾虚之肠鸣腹痛、泄泻，或泻痢日久，腹痛喜按喜温等。酒白芍酸寒之性减缓，善于和中缓急止痛，多用于胁肋疼痛、腹痛等。

使用注意 白芍适用于贫血、月经不调、高血压属阴血不足者。需注意以下几点：❶ 阳衰虚寒之证忌用；❷ 外感风寒、内伤生冷、脾胃虚寒、肾阳虚衰证忌用；❸ 气虚自汗、阳虚汗出者忌用；❹ 伤寒病在上焦之阳结、疹子忌用；❺ 不宜与藜芦同用。

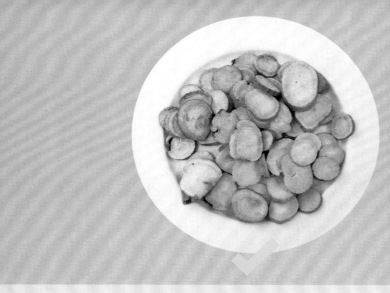

优质白芍

选购秘笈 白芍以根粗壮、坚实、无白心或裂隙者为佳品。平时购买到的多为白芍片，厚约 3 毫米，选质地细腻坚实、切面角质样、环纹明显的购买。

家用妙方

经验方：养血柔肝

白芍 10 克，灵芝 10 克，赤砂糖适量。

　　白芍洗净，装纱布袋内；灵芝洗净，撕成小块。两味药同放砂锅内，加入清水，煮沸后，文火煎 30 分钟。去白芍，取灵芝及药汁，加赤砂糖适量调味。饮服。适用于肝血亏虚所致的面色无华、头晕失眠、肝区隐痛、发稀斑秃等。虚寒腹痛泄泻者忌用。

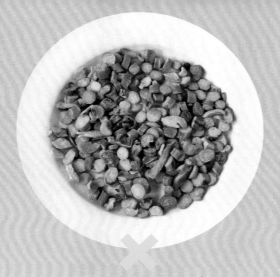

质差白芍

白芍甘草瘦肉汤
调和肝脾

瘦肉 300 克，白芍、甘草各 10 克，姜片、葱花各少许。料酒 8 毫升，盐、鸡粉各 2 克。

将瘦肉处理干净，切成丁。砂锅注入适量清水烧开，放入白芍、甘草和姜片，倒入瘦肉丁，搅散。淋入适量药酒拌匀，用大火烧开后转小火炖 30 分钟至药材析出有效成分。放入盐、鸡粉，拌匀调味。将煮好的汤盛入汤碗，撒上葱花即可。适用于血虚津伤所致的胃痉挛、胃痛、腹痛、妇科炎症性腹痛、痛经等，十二指肠溃疡、萎缩性胃炎、胃肠神经官能症等属阴血亏虚，肝脾失调者。虚寒性腹痛、腹泻者不宜食用。

阿胶

《本草纲目》记载："疗吐血、衄血、血淋、尿血，肠风下痢。女人血痛、血枯、经水不调、无子、崩中、带下、胎前产后诸疾。男子一切风病、骨节疼痛、水气浮肿、虚劳咳嗽喘急、肺痿唾脓血及痈疽肿毒。和血滋阴，除风润燥，化痰清肺，利小便，调大肠。"

【性味归经】甘，平。归肺、肝、肾经。

功能主治 补血滋阴，润燥，止血。用于血虚萎黄，眩晕心悸，肌痿无力，心烦不眠，虚风内动，肺燥咳嗽，劳嗽咯血，吐血尿血，便血崩漏，妊娠胎漏。

炮制方法 阿胶：捣成碎块。

阿胶珠：取阿胶，烘软，切成 1cm 左右的丁。取碾细过筛后的净蛤粉，置锅内，用中火加热至翻动较滑利时，投入阿胶丁，烫至成珠、内无溏心时，取出，筛去蛤粉，放凉。

用法用量 3～9 克，烊化兑服。阿胶长于滋阴补血，用于血虚之面色萎黄、眩晕心悸、心烦失眠、血虚生风。阿胶珠滋腻之性降低，长于益肺润燥，用于阴虚咳嗽、久咳少痰或痰中带血。

使用注意 阿胶适用于肺结核、贫血、闭经、崩漏等属阴血不足者。脾胃虚弱者慎用；有瘀血阻滞者、外感热病及外感病邪未解者慎用。

选购秘笈 阿胶要选颜色乌黑、光亮，透明，无腥臭气，经夏天不软者来买。由于阿胶价格一路飙升，现在市场上有一种"新阿胶"是用猪皮熬制所得的，呈方块状，表面棕褐色，对光照视不透明，断面不光亮。于水中加热溶化，液面有一层脂胶油，具肉皮汤味。成分与阿胶相似，可以代替阿胶。

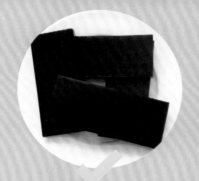

阿胶

另外，因阿胶价格一直上涨，常有用其他杂皮掺入少量驴皮熬胶，充阿胶药用的现象。其鉴别方法如下。

1. **外观检查**　质硬不易碎，或碎后易发软黏合。

2. **水试法**　常伴有沉淀、混浊或油状漂浮物。

3. **口尝**　带有强烈的肉皮汤味（猪皮胶）、豆油味（杂皮胶）或特殊的臭味。

中药讲究"人参要新，阿胶要陈"。一般认为，新制成的阿胶有火气，储存多年后，火性消解，其药效更好。

家用妙方

经验方 1：治心悸

阿胶 9 克（烊化，分 2 次服），炙甘草 9 克，桂枝 9 克，麻子仁 9 克，党参 15 克，生地黄 15 克，麦冬 12 克，生姜 4.5 克，大枣 7 枚，黄酒 1 盅。

　　将除去阿胶以外的药物洗净，放入砂锅中，加适量清水煎煮，煎煮时加入黄酒。要服用时将药汁加热，放入阿胶烊化，待阿胶全部溶化后即可服用。适用于心阳不振、心血不足引起的心悸，症见经常感冒高热、心悸不宁、形体消瘦、弱不禁风、脉三五不调等。

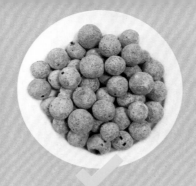

阿胶珠

经验方 2：补气养阴，润肺止咳

阿胶 30 克，西洋参 30 克。

　　将阿胶、西洋参研成细末，混合均匀。每服 3 克，1 日 2 次，温开水送服。适用于气阴两虚所致的久咳少痰、咽干口燥、气短自汗、舌红少苔。脾虚泄泻、寒痰留饮者忌服。

阿胶糯米粥
养血止血，滋阴补虚

阿胶 20 克，糯米 100 克，红糖适量。

　　先把阿胶捣碎，放入锅内，用文火炒至阿胶呈黄色，再研成细末待用。糯米淘洗干净。将糯米放入锅内，加适量水，用武火煮沸后，转用文火煮至米九成熟。加入阿胶粉、红糖，边煮边搅匀，待粥稠胶化即可。适用于血虚阴亏、虚烦失眠、虚劳咳嗽、久咳咯血、吐血、衄血、便血、妇女月经过少、漏下不止或崩中、孕妇胎动不安、胎漏。本粥宜每天早、晚温热服之，以 3～5 天为 1 个疗程。脾胃虚弱者慎服。

龙眼肉

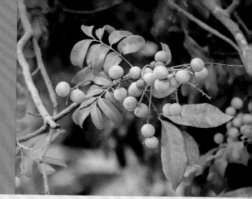

【性味归经】甘，温。归心、脾经。

功能主治 补益心脾，养血安神。用于气血不足，心悸怔忡，健忘失眠，血虚萎黄。

采收加工 夏、秋二季采收成熟果实，干燥，除去壳、核，晒至干爽不黏。

用法用量 水煎服，9～15克。

使用注意 龙眼肉适用于失眠、贫血、营养不良者。内有实热者忌用。内有郁火、湿阻中满者或阳气盛者慎用。

选购秘笈 龙眼肉表面黄棕色，半透明状，皱缩不平而有纵皱纹，质柔韧而微有黏性，常粘结成块状。有香气，味道浓甜而特殊。以片大、肉厚、质细柔、色棕黄、半透明、味浓甜者为佳品，购买时要注意挑选。

家用妙方

经验方：补益心脾，补血安神

鲜龙眼肉 500 克，白糖 100 克。

将新鲜龙眼肉初加工后，放入碗中，加入白糖 80 克，先隔水蒸，然后晾凉，反复蒸 3 次，使龙眼肉呈黑色。再拌入白糖 20 克，装入瓶中。每次服 4～5 粒，1 日 3 次。适用于心脾两虚、失眠健忘、心悸怔忡、神疲乏力。内有痰火及湿滞停饮者忌服。

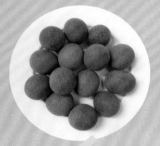

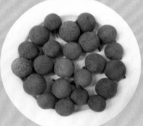

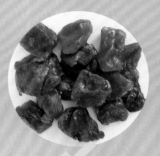

优质龙眼　　　　　　　　质差龙眼　　　　　　　　龙眼肉

桂圆红枣猪腰汤
补血养颜，保肝护肾

猪腰 150 克，龙眼肉（桂圆肉）20 克，大枣 2 颗，盐 1 克，姜片适量。

　　猪腰洗净，切开，除去白色筋膜；大枣、龙眼肉分别洗净。锅中加水烧沸，入猪腰飞水去除血沫，捞出切块。将适量清水放入煲内，大火煲滚后加入所有食材，改用小火煲 2 小时，加盐调味即成。本汤可作女性日常保健美容用。孕妇最好不要食用龙眼肉。无食欲、腹胀、舌苔厚腻、大便滑泻以及慢性胃炎患者不宜服用。

北沙参

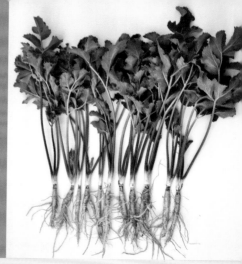

《本草纲目》记载：「沙参甘淡而寒，其体轻虚，专补肺气，因而益脾与肾，故金受火克者宜用。」

【**性味归经**】甘、微苦，微寒。归肺、胃经。

功能主治 养阴清肺，益胃生津。用于肺热燥咳，劳嗽痰血，胃阴不足，热病津伤，咽干口渴。

炮制方法 除去残茎和杂质，略润，切段，干燥。

用法用量 多用生品，水煎服，5～12克。

使用注意 北沙参适用于红斑狼疮、白塞综合征、慢性肾炎蛋白尿及氮质血症、肺炎属热邪伤阴或阴虚内热者。感受风寒而致咳嗽及肺胃虚寒者忌服。心功能不全等心脏病患者不宜大剂量使用。不宜与藜芦同用。

选购秘笈 北沙参表面淡黄白色，比较粗糙，全体有细纵皱纹，并有棕黄色小点；质硬而脆，易折断，断面有一条淡棕色或深褐色的圆环。气微，味甘。一般在药店购买到的都是北沙参片，切面有环纹，中心具网纹，半透明状。购买时要选肥满、色白、质地坚实不空的来买。

家用妙方

经验方：滋阴益气，补脾养胃

北沙参 30 克，山药 30 克。

227

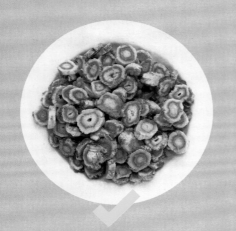
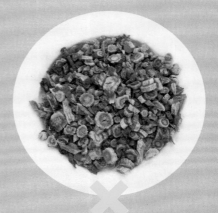

优质北沙参　　　　　　　　质差北沙参

　　将北沙参和山药洗净，切碎，放入锅中，加适量清水，先浸泡 2 小时，再煎煮 40 分钟，取汁。药渣加适量清水再煎 30 分钟，取汁，合并药汁。每日 1 剂，分早、晚 2 次温服。适用于脾胃气阴不足所致的咽干口燥、食欲减退、食后脘腹胀满、倦怠乏力。脾胃虚寒者忌服。

梨皮沙参大米粥
清热解毒，降火

北沙参 20 克，梨皮 20 克，大米 100 克，白糖适量。

　　大米洗净泡发；梨皮洗净，切条；沙参洗净。锅置火上，注水后，放入大米，用旺火煮至米粒开花。放入梨皮、沙参，改用小火煮至粥能闻见香味时，放入白糖调味即可食用。本粥尤适用于秋季引起的干咳少痰、咽干音哑、皮肤干燥瘙痒。因风寒引起的感冒、咳嗽者忌服。

百合

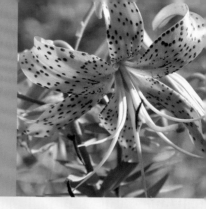

《本草纲目拾遗》记载：

「清痰火，补虚损。」

【性味归经】甘，寒。归心、肺经。

功能主治 养阴润肺，清心安神。用于阴虚燥咳，劳嗽咳血，虚烦惊悸，失眠多梦，精神恍惚。

炮制方法 百合：除去杂质。

蜜百合：将炼蜜加适量沸水稀释后，加入净百合中拌匀，闷透，置炒制容器内，用文火炒至不粘手，取出，放凉。

用法用量 水煎服，6~12克。生百合长于清心安神，多用于余热未清、虚烦惊悸、失眠多梦、精神恍惚。蜜百合长于滋阴润肺止咳，多用于肺虚久咳、肺痨咳嗽、痰中带血及肺阴亏损、虚火上炎。

使用注意 百合适用于萎缩性胃炎、神经衰弱属阴虚内热者，也可用于老年性便秘、带状疱疹。风寒咳嗽、中寒便溏者忌服。

选购秘笈 百合以瓣匀、肉质厚、色黄白者为佳。我国长江中下游以北各地，以山丹作百合用，山丹花有暗紫色斑点，百合没有。在黑龙江、辽宁、内蒙古等省，以卷莲花作百合用，卷莲花有点像藕的形状。建议大家不要在外出旅行的途中购买补药，还是到正规药店或医院购买。颜色过白的百合，多为硫黄熏蒸过。

家用妙方

经验方 1：养心，补脾，安神

百合 10 克，莲子 10 克，龙眼肉 10 克。

莲子去心，百合、龙眼肉洗净，一起放入碗中，加水

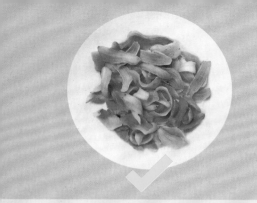

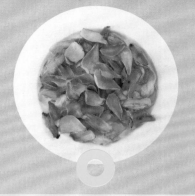

优质无硫百合   一般百合

150 毫升，隔水炖熟即可。每次 150 毫升，每日 1 次，睡前服用，适用于神经衰弱。莲子味甘、涩，凡脘腹胀满及大便秘结者忌服。

经验方 2：清肺热，补脾虚，消痰涎

柚子约 1000 克（去肉留皮），百合 100 克，冰糖适量。

将柚皮洗净，置砂锅中，加适量水，与百合、冰糖同煮，汤成即可。每日早、晚各 1 次。适用于支气管哮喘之久病体虚，咳嗽痰多，胸闷脘痞，不思饮食或食入不消化。忌食鱼虾、萝卜、油菜等。

食疗养生

冰糖芦荟百合
治哮喘

芦荟 90 克，百合 45 克，枸杞子少许，冰糖 40 克。

将芦荟洗净，去皮，切成块；百合洗净，沥干水分，备用；枸杞子洗净，沥干水分备用。砂锅中加入适量清水烧开，倒入芦荟丁、百合，大火煮沸后转小火炖煮约 20 分钟。放入枸杞子拌匀，稍煮片刻。最后放入冰糖调味，煮至其溶化即可。本品养阴生津，可减轻哮喘症状。腹泻、便溏者忌服。

麦冬

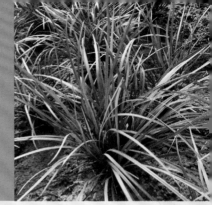

《名医别录》记载：「疗身重目黄，心下支满，虚劳客热，口干燥渴，止呕吐，愈痿蹶，强阴益精，消谷调中，保神，定肺气，安五脏，令人肥健。」

【性味归经】 甘、微苦，微寒。归心、肺、胃经。

功能主治 养阴生津，润肺清心。用于肺燥干咳，阴虚痨嗽，喉痹咽痛，津伤口渴，内热消渴，心烦失眠，肠燥便秘。

炮制方法 除去杂质，洗净，润透，轧扁，干燥。

用法用量 用生品，水煎服，6～12克。

使用注意 麦冬适用于冠心病、糖尿病、萎缩性胃炎、急性病毒性心肌炎、肺结核咳血属气阴两虚者。脾胃虚寒便溏、风寒感冒、痰湿咳嗽者忌服。

选购秘笈 麦冬形如梭状，中间大、两头小。以粒大饱满、色黄白、嚼之粘牙、质干而微香者为佳。麦冬的混用品是山麦冬，也具有养阴生津、润肺清心的作用。山麦冬薄片在紫外灯下观察，显浅蓝色荧光。

家用妙方

经验方 1：清热生津，养胃止渴

梨 100 克，荸荠 50 克，莲藕 50 克，麦冬 10 克，芦根 20 克。

将梨、荸荠洗净后去皮并切碎；鲜藕去皮、节，洗净并切碎；麦冬与芦根洗净切碎；然后将各味一同混合后用纱布包好绞取其汁，或用榨汁取汁即可。适用于上、中消型糖尿病患者饮用。脾胃虚寒便溏者忌服。

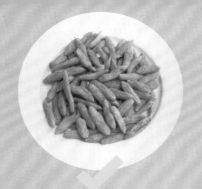

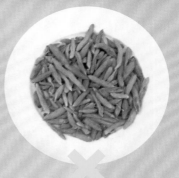

优质麦冬   山麦冬

经验方 2：养阴生津，润肺止咳

麦冬、天冬、蜂蜜各 300 克。

    将麦冬、天冬加水适量，浸泡 2 小时，加热煎煮，每隔 1 小时取煎液 1 次，共取煎液 3 次。合并煎液后，先以大火、后以小火煎熬浓缩至较稠厚时，加入蜂蜜熬至滴水成珠为适。适用于阴液损伤，肺失滋养的咳嗽、口渴、痰中带血、咽喉疼痛、语声嘶哑、潮热烦躁等症。慢性支气管炎属肺阴不足者也可用。脾虚有湿大便稀薄者不宜使用。

食疗养生

麦冬小麦粥
缓解习惯性便秘

水发小麦 170 克，麦冬 20 克，冰糖 20 克。

    将水发小麦、麦冬分别洗净，沥干水分，备用。砂锅置于火上，再往锅中注入适量清水，用大火烧开。放入小麦、麦冬，煮约 60 分钟，至食材熟透。加入冰糖，搅拌均匀，用中火续煮片刻，至糖分溶化。盛出装入汤碗中，待稍凉后即可食用。麦冬可养阴生津，小麦可调理脾胃、增加气力；本粥润肠胃、通便。泄泻及便溏者忌服。

232

石斛

《本草纲目》记载：「阴中之阳药，主沉降，入足太阴脾、少阴肾经。治发热自汗，痈疽排脓内塞。」

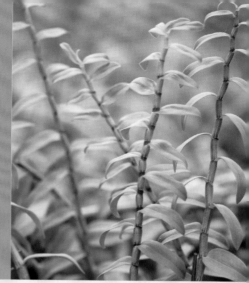

【性味归经】甘，微寒。归胃、肾经。

功能主治 益胃生津，滋阴清热。用于热病津伤，口干烦渴，胃阴不足，食少干呕，病后虚热不退，阴虚火旺，骨蒸劳热，目暗不明，筋骨痿软。

炮制方法 除去残根，洗净，切段，干燥。鲜品洗净，切段。

用法用量 多用干品，水煎服，6～12克；鲜品15～30克。鲜石斛清热生津力强，热病伤津者多用；一般阴虚口干、口渴者用干石斛。

使用注意 石斛适用于萎缩性胃炎、慢性咽炎、胃酸缺乏症、急性热病恢复期属胃阴不足者。需注意以下几点：❶ 温热病早期忌用；❷ 湿温病尚未化燥伤津者忌用；❸ 脾胃虚寒、大便溏薄、舌苔厚腻者均忌用。

选购秘笈 石斛干品以条长、金黄色、质致密、有光泽者为佳品。鲜石斛表面黄绿色，光滑或有纵纹，肉质多汁。气微，味微苦而回甜，嚼之有黏性。鲜品易变质，应放置于阴凉潮湿处，防冻。

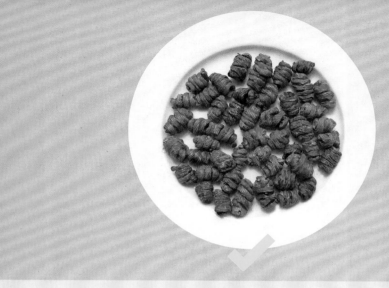

耳环石斛

经验方 1：滋养肝肾，清利头目

石斛 15 克，枸杞子 15 克，杭菊花 6 克，熟地黄 10 克，山药 10 克，山茱萸 10 克。

将以上六味药略洗，放入砂锅，加适量清水，浸泡 2 小时。先用武火煮沸，再用文火煎熬 50 分钟左右，取汤温服。药渣再加清水适量，煮沸后文火煎 40 分钟后，取汤温服。每日 1 剂，早、晚空腹时各服 1 次。适用于肝肾阴虚所致的头晕眼花、视力减退等。津液未伤者不宜用。

经验方 2：滋阴润肺，利咽开胃

石斛 10 克，干青果（捣碎）5 个，焦山楂 10 克，炒麦芽、炒谷芽各 10 克。

将方中各味放入沙罐，加适量清水，煎煮 1 小时，滤渣取汁，倒入杯中备用。建议每日 1 剂，频饮代茶，可常饮。适用于急慢性咽喉炎、急性支气管炎见干咳者、小儿厌食症、肺结核、单纯性肥胖症等。脾胃虚弱，有寒湿者忌服。

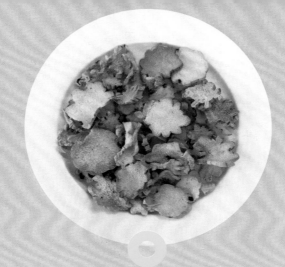

一般石斛

石斛麦冬煲鸭汤
补气养血

鸭肉块 400 克，石斛 20 克，麦冬 15 克，姜片、葱花各少许。料酒 10 毫升，盐、鸡粉各 3 克，胡椒粉少许。

锅中加水烧开，放入洗净的鸭肉块煮沸，汆去血水后捞出。砂锅中注入适量清水烧开，放入姜片、石斛、麦冬、鸭块，淋入少许料酒，用大火烧开后转小火炖 1 小时，至食材熟透。放入鸡粉、盐、胡椒粉搅匀，略煮片刻，至食材入味。关火后盛出煮好的汤料，装入碗中，撒上葱花即可。本汤可增强免疫力，也可用于病后体虚或肺癌患者。脾胃虚寒者忌服。

玉竹

《本草纲目》记载：「主风湿自汗灼热，及劳疟寒热，脾胃虚乏，男子小便频数，失精，一切虚损。」

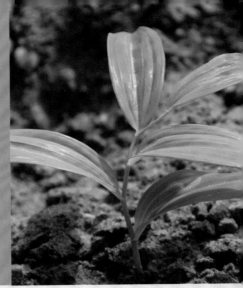

【性味归经】甘，微寒。归肺、胃经。

功能主治 养阴润燥，生津止渴。用于肺胃阴伤，燥热咳嗽，咽干口渴，内热消渴。

炮制方法 除去杂质，洗净，润透，切厚片或段，干燥。

用法用量 用生品，水煎服，6～12克。

使用注意 玉竹适用于心血管疾病、高脂血症、萎缩性胃炎属气阴不足者。脾胃虚弱、痰湿内蕴、中寒便溏者忌用。玉竹有降血糖和升血压的作用，低血糖和高血压患者不宜大量长期服用。

选购秘笈 玉竹以条长、肥壮、色黄白者为佳品。玉竹饮片呈不规则厚片或段。外表皮黄白色至淡黄棕色，半透明，有时可见环节。切面角质样或显颗粒性。气微，味甘，嚼之发黏。

家用妙方

经验方：养阴，润肺，止咳

玉竹30克，猪瘦肉200克。

　　将玉竹洗净，猪瘦肉洗净，切块；把玉竹和猪瘦肉放入锅中，加适量水，武火煮沸后，文火煮1小时，加食盐、味

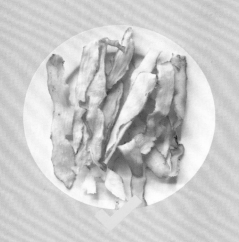
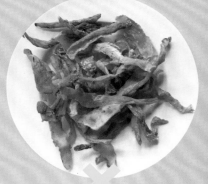

优质玉竹 质差玉竹

精调味，饮汤食肉。适用于秋冬肺燥干咳，肺结核干咳，热病伤阴之咽干咳嗽。本方四季可用，尤其适宜于秋天干燥季节。脾虚便溏者忌服。

食疗养生

玉竹粥
滋阴润燥，生津止渴 | 玉竹 10 ~ 20 克，粳米 100 ~ 150 克，冰糖适量。

先把玉竹洗净，去须切细，加适量水，煎取浓汁，去渣。将粳米淘洗干净，加适量水与玉竹汁同煮成稀粥。待粥成后，放入冰糖，再煮一二沸即可。适用于肺阴受伤、燥咳无痰、胃火伤津、口渴多饮、消谷易饥、高热病后体虚、津亏烦渴、口干舌燥、阴虚低热等症。本粥宜每天早、晚温热服用，7 天为 1 个疗程。由于玉竹系柔润之品，味甘多脂，凡胃有痰湿气滞引起的胃部饱满感、痰多、消化不良、不喜饮水者切莫服食。

黄精

《本草纲目》记载：「补诸虚，止寒热，益精髓，下三尸虫。」

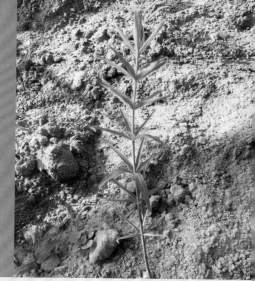

【性味归经】甘，平。归脾、肺、肾经。

功能主治 补气养阴，健脾，润肺，益肾。用于脾胃气虚，体倦乏力，胃阴不足，口干食少，肺虚燥咳，劳嗽咳血，精血不足，腰膝酸软，须发早白，内热消渴。

炮制方法 黄精：除去杂质，洗净，略润，切厚片，干燥。
酒黄精：取净黄精，加黄酒拌匀、润透，置适宜的蒸制容器内，用蒸汽加热至蒸透，稍晾，切厚片，干燥。

用法用量 用酒炙品；生品刺喉，临床不用。水煎服，9～15克。

使用注意 黄精适用于慢性胃炎、高血压、慢性支气管炎、白细胞减少症、糖尿病属气阴不足者。中寒便溏、气滞腹胀者慎服。

选购秘笈 黄精以块大、肥润、色黄、断面透明者为佳品。因生黄精易刺激咽喉，所以用酒制黄精。用黄酒制过的黄精不但可以缓和药性，还可以增强其补益作用。我们在药店或医院药房购买到的黄精，由于已经用黄酒炮制过，多为乌黑色、厚片状，质地柔软油润，气味清香甘甜。

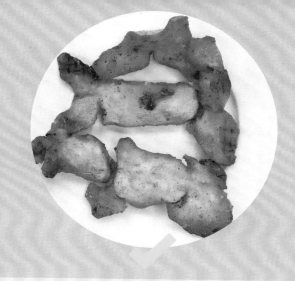

优质黄精

家用妙方

经验方 1：补脾润燥，乌须黑发

黄精 20 克，米酒 500 毫升。

　　将洗净的黄精干燥，研成粗末，放入细口瓶内，加入米酒，密封瓶口。每日振摇 1 次，7 日后每周振摇 1 次，浸泡30 天以上。每日 1 次，服 15～20 毫升。适用于脾虚气弱所致的面浮肢肿和肾虚精亏所致的头发早白、肌肤干燥易痒、心烦急躁少眠等。脾胃阳虚、痰湿内盛者忌服。

经验方 2：延年补益

黄精 250 克，干姜末 90 克，桂心末 30 克。

　　黄精洗净打碎蒸熟榨取汁；将黄精、黄精汁一起与干姜末、桂心末文火慢煎两遍，滤取药汁；再浓缩成较为稠厚的状态，加入蜂蜜收为膏状即可。每日 3 次，每次 2 匙。为老年补中益气之妙品，特别适用于老年消化力弱者服用。本膏方可长期服用，用以补诸虚，填精髓，健脾胃，益心肺，延年益寿。

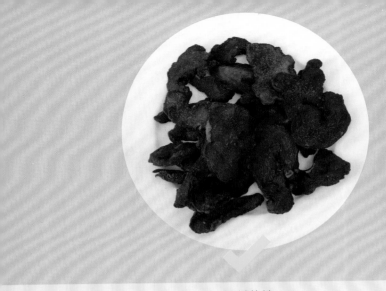

酒制黄精

山楂黄精猪骨汤
滋阴润燥，补血养颜

山楂 175 克，猪脊骨 150 克，黄精 5 克。清汤适量，盐 4 克，姜片 3 克，白糖 4 克。

　　将山楂洗净去核；猪脊骨洗净斩块，汆水洗净备用；黄精洗净。净锅上火倒入清汤，调入盐、姜片、黄精烧开 30 分钟，再下入猪脊骨、山楂煲至熟，调入白糖搅匀即可。本汤可增强免疫力、美容养颜，女性可作为日常保健用。因山楂活血作用强，月经期慎服。

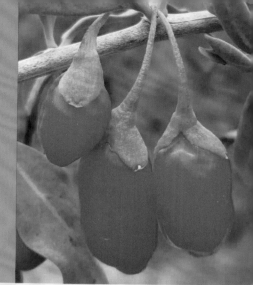

枸杞子

《本草纲目》记载：『滋肾，润肺，明目。』

【性味归经】甘，平。归肝、肾经。

功能主治 滋补肝肾，益精明目。用于虚劳精亏，腰膝酸痛，眩晕耳鸣，阳痿遗精，内热消渴，血虚萎黄，目昏不明。

采收加工 夏、秋二季果实呈红色时采收，热风烘干，除去果梗，或晾至皮皱后，晒干，除去果梗。

用法用量 用生品，水煎服，6～12克。

使用注意 枸杞子适用于萎缩性胃炎、高脂血症、肝脏疾病、老年人听力减退、视力减退属肝肾阴虚者。脾虚便溏、泄泻、实热邪盛者忌用。

选购秘笈 枸杞子以粒大、肉厚、籽小、色红、质柔、味甜者为佳。一等宁夏枸杞子果皮鲜红，紫红或红色，质地柔软滋润，味道甘甜。每50克370粒以内。

家用妙方

经验方：滋补肝肾，养血明目

枸杞子100克，熟地黄100克，杭菊花50克，密蒙花75克。

将以上四味药洗净，干燥，研为细末，混合均匀。每次

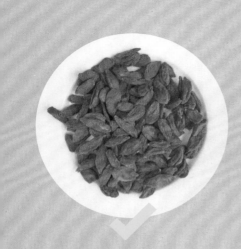
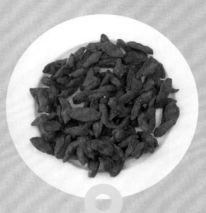

优质枸杞子　　　　　　　　　　一般枸杞子

3克，1日2次，加水煎饮服下。适用于肝肾阴血不足所致的视力下降、头晕眼花等。脾胃虚弱、大便溏泄者慎用。

枸杞青蒿甲鱼汤
补肾，安神，清热

甲鱼块600克，枸杞子10克，青蒿8克，地骨皮10克，姜片少许。鸡汁10毫升，料酒16毫升，盐、鸡粉各2克。

　　锅中加入适量清水烧开，倒入洗净的甲鱼块，淋料酒煮沸，汆去血水后捞出，沥干水分。砂锅中加入适量清水烧开，放入洗净的青蒿、地骨皮、姜片，倒入洗好的枸杞子、甲鱼块，淋入适量鸡汁、料酒拌匀，大火烧开后转小火煮30分钟，至食材熟透。放盐、鸡粉拌匀调味，装入汤碗中即可。本汤用于阴虚内热所致的失眠、头晕、消渴、虚劳咳嗽等。感冒发热、外邪湿热、脾虚湿热泄泻者不宜服食。

女贞子

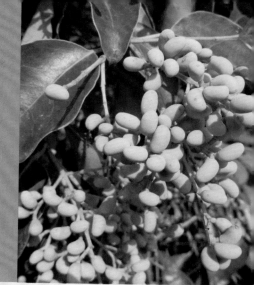

《本草纲目》记载：

「强阴，健腰膝，变白发，明目。」

【性味归经】甘、苦，凉。归肝、肾经。

功能主治 滋补肝肾，明目乌发。用于肝肾阴虚，眩晕耳鸣，腰膝酸软，须发早白，目暗不明，内热消渴，骨蒸潮热。

炮制方法 女贞子：除去杂质，洗净，干燥。

酒女贞子：取净女贞子，加黄酒拌匀、润透，置适宜的蒸制容器内，用蒸汽加热至蒸透，取出，稍晾，干燥。

用法用量 多用酒炙品，水煎服，6～12克。生女贞子长于滋阴润燥，用于阴虚肠燥便秘。酒蒸女贞子长于滋补肝肾，多用于肝肾阴虚之目暗不明、消渴证。

使用注意 女贞子适用于慢性肝炎、高脂血症、心律失常、老年虚性便秘、白细胞减少症、脱发属肝肾阴虚者。脾胃虚寒泄泻及阳虚者忌用。低血压、糖尿病患者不宜大量使用。

选购秘笈 女贞子多呈肾形，无臭，味甘、微苦涩。以粒大、饱满、色灰黑、质坚实者为佳品。

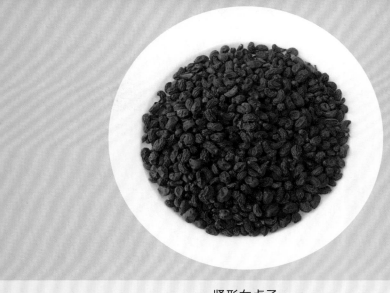

肾形女贞子

经验方 1：滋补肝肾，软化血管

女贞子 20 克，蜂蜜 30 克。

先将女贞子放入锅中，加适量水，文火煎煮 30 分钟，去渣取汁，调入蜂蜜即可。分上、下午两次饮用。适用于肝肾阴虚型动脉硬化。对改善老年动脉硬化患者之眩晕、视力减退等自觉症状效果明显。本方甘凉清补，性质平和，长期服用无副作用。不宜与葱同食。脾胃虚寒者忌服。

经验方 2：补肝肾，养头目，润肠道

女贞子 15 克，黑芝麻 10 克，桑椹 10 克，决明子 10 克，泽泻 9 克。

将上药洗净，放入砂锅中，加适量水，用武火煎沸后，改用文火煎煮 30 分钟，滤取药液，再将药渣加适量水煎煮 25 分钟，滤取药液，合并滤液。每日 1 剂，分早、晚空腹温服。适用于肝肾阴虚所致的头晕眼花和阴虚肠燥所致的大便秘结等。脾胃虚寒者及素体阳虚者不宜用。

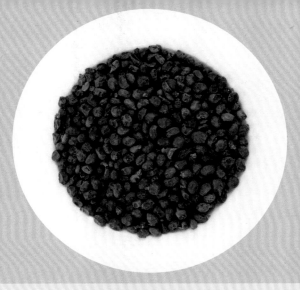

圆形女贞子

补虚药

食疗养生

女贞子脊骨汤
补肾填髓

猪脊骨 250 克，女贞子 20 克，杜仲 15 克，盐 3 克，味精 1 克。

将猪脊骨洗净，放炖盘中，加适量清水；再将女贞子、杜仲用纱布包好扎口。把药包放炖盘中，与猪脊骨同煮约 1 小时。去药包，用盐、味精适量调味即可喝汤。每日 1 剂，连饮 5 剂。适于中老年关节炎患者食用，症见关节隐隐作痛、腰膝酸软、腰腿不利，伴有头晕、耳聋、目眩等。阳虚及脾胃虚寒者忌服。

245

桑椹

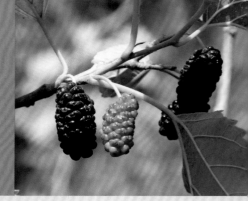

《本草纲目》记载：
「捣汁饮，解中酒毒。酿酒服，利水气，消肿。」

【性味归经】甘、酸，寒。归心、肝、肾经。

功能主治 滋阴补血，生津润燥。用于肝肾阴虚，眩晕耳鸣，心悸失眠，须发早白，津伤口渴，内热消渴，肠燥便秘。

采收加工 4～6月果实变红时采收，晒干，或略蒸后晒干。

用法用量 用生品，水煎服，9～15克。

使用注意 桑椹适用于老年便秘、糖尿病、睡眠障碍属肝肾阴虚者。脾胃虚寒、腹泻便溏者忌服。

选购秘笈 桑椹以个大、肉厚、色红、糖性大者为佳品。还有一种白桑椹，个比桑椹略大，但无补益作用，不作药用。有人将白桑椹染色后，冒充桑椹出售。正品桑椹的果柄为暗绿色，而经过染色的仿冒品，果柄亦为紫黑色。可以借此区分真假桑椹。

家用妙方

经验方 1：滋养肝肾，补益气血

桑椹 300 克，蜂蜜 15 克。

　　将桑椹洗净，取汁，过滤；把桑椹汁液放陶瓷锅内，用火熬浓缩成膏，加入蜂蜜适量，调匀贮存。每天早、晚各 1 匙，直接服用即可。适用于神经衰弱属肝肾不足、气虚血少者，症见面色苍白、精神疲乏、失眠健忘、目暗耳鸣、烦渴便秘等；亦用于病后气血虚损，阴液不足者。脾虚腹泻者忌用。

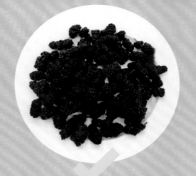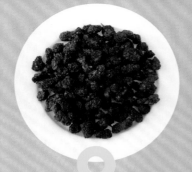

优质桑椹 　　　　　　　　　一般桑椹

家用妙方

经验方 2：养血祛风，强身健体

鲜桑椹 500 克，白酒 1000 克。

　　将鲜桑椹煮熟晾晒，备用；取适宜容器倒入白酒，再将桑椹放入酒中，浸泡 100 日。至酒色嫣红，并有浓郁果酸味时即可饮用。适用于神经衰弱、眩晕心悸、身体虚弱等。本方是老年人四季皆宜的强身补品。

食疗养生

桑椹沙拉
缓解疲劳，开胃消食

桑椹 50 克，草莓 30 克，青梅 2 个，哈密瓜 50 克，梨 1 个，山竹 1 个。沙拉酱 1 大匙。

　　草莓洗净，切块；青梅洗净，去核，切成小片。哈密瓜洗净去皮，切块；桑椹洗净，山竹洗净去皮、掰成块。将所用材料放入盘子中，拌入沙拉酱即可。常食本食疗方，可预防血管硬化，缓解眼涩、眼疲劳，还可抗衰护肤。脾虚腹泻者慎服。

黑芝麻

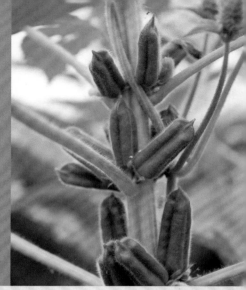

《神农本草经》记载：『主伤中虚羸，补五内，益气力，长肌肉，填脑髓。』

【性味归经】甘，平。归肝、肾、大肠经。

功能主治 补肝肾，益精血，润肠燥。用于精血亏虚，头晕眼花，耳鸣耳聋，须发早白，病后脱发，肠燥便秘。

炮制方法 黑芝麻：除去杂质，洗净，晒干。用时捣碎。
炒黑芝麻：取净黑芝麻，置炒制容器内，用文火加热至有爆声，取出，放凉。用时捣碎。

用法用量 多用炒制品，水煎服，9~15克。生黑芝麻多捣敷外用，疗疮排毒。炒黑芝麻内服补益精血，润燥滑肠，用于精血亏虚、肠燥便秘。

使用注意 黑芝麻适用于蛋白尿、白癜风、虚性便秘属肝肾亏虚者。脾虚便溏者不宜服用。

选购秘笈 黑芝麻为脂麻科植物脂麻的黑色种子。黑芝麻为扁卵圆形，一端钝圆，另一端尖。表面黑色，有网状皱纹，富油性，气微弱，味淡，嚼之有清香味。以个大、色黑、饱满、无杂质者为佳品。

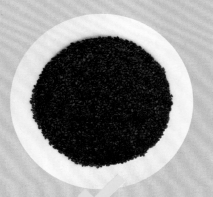
优质黑芝麻

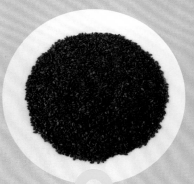
一般黑芝麻

家用妙方

经验方 1：滋阴养血，补虚通乳

黑芝麻 50 克，精盐 25 克。

　　将黑芝麻拣净，与盐一并放入锅内，炒熟。晾凉，擀成细粉。每日 1 剂，1 日 3 餐，蘸食。适用于阴血亏虚所致的妇女产后乳汁缺少，停乳等。脾虚便溏者忌服。

经验方 2：凉血止血

黑木耳 60 克，黑芝麻 15 克，白糖适量。

　　将黑木耳放入锅中，炒至变黑带焦味出锅，备用。再将黑芝麻炒香，加入清水 1500 毫升，同时放入炒焦的黑木耳，用中火煮沸 30 分钟，出锅，用双层纱布过滤后，贮瓶备用。适用于血热便血、痔疮便血、肠风下血、痢疾下血等症。

黑豆芝麻米糊
美容养颜、乌发

大米 100 克，黑豆、黑芝麻各 50 克，蜂蜜适量。

黑豆洗净，泡软；大米洗净，浸泡；黑芝麻洗净，入锅炒香，备用。将上述材料放入豆浆机中。按下"粉糊"键，待糊成，盛出加入蜂蜜搅拌均匀，即可食用。本食疗方可预防便秘，预防皮炎、护肤、美肤、乌发。脾虚便溏者慎服。

花生核桃芝麻粥
防治麻疹

黑芝麻 10 克，黄豆 30 克，花生米、核桃仁各 20 克，大米 70 克，白糖 4 克，葱花 8 克。

大米、黄豆泡发洗净。将花生米、核桃仁、黑芝麻均洗净，捞起沥干。锅里加入清水，放入大米、黄豆、花生米煮沸。再加入核桃仁、黑芝麻，转中火煮至粥呈浓稠状。最后调入白糖搅拌均匀，撒上葱花即可。本粥可提高免疫力、预防儿童麻疹。腹泻、便溏者慎服。

山药芝麻汤圆
健脾益肾

糯米 500 克，山药（干）50 克，黑芝麻 30 克，白砂糖 90 克。

将山药捣碎成粉置于蒸锅内蒸熟；黑芝麻炒香研碎，加入白糖拌成馅。将糯米用适量清水浸泡软后，磨成汤圆米粉，分成若干小团；将山药馅与糯米粉小团包成汤圆，放入沸水锅中煮熟即成。适于脾虚食少、骨质疏松症患者食用。脾胃虚弱、有湿邪者忌食。

龟甲

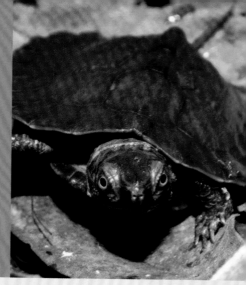

《本草纲目》记载：『治腰脚酸痛。补心肾，益大肠，止久痢久泄，主难产，消痈肿。烧灰敷臁疮。』

【性味归经】咸、甘，微寒。归肝、肾、心经。

功能主治 滋阴潜阳，益肾强骨，养血补心，固经止崩。用于阴虚潮热，骨蒸盗汗，头晕目眩，虚风内动，筋骨痿软，心虚健忘，崩漏经多。

炮制方法 龟甲：置蒸锅内，沸水蒸 45 分钟，取出，放入热水中，立即用硬刷除净皮肉，洗净，晒干。

醋龟甲：取洁净河砂置炒制容器内，用武火加热至滑利状态时，投入净龟甲，不断翻动，炒至表面淡黄色，取出，醋淬，干燥。用时捣碎。

用法用量 用醋制品，9~24 克，先煎。生龟甲长于滋阴潜阳、退虚热，多用于阴虚阳亢、肝风内动、阴虚内热证。醋龟甲长于益肾健骨、养血补心，多用于肾虚骨软、心虚惊悸、失眠健忘。

使用注意 龟甲适用于甲状腺功能亢进、结核病、糖尿病、高血压及动脉硬化、慢性肾炎蛋白尿、小儿发育不良、月经过多属肝肾亏虚者。脾胃虚寒及有寒湿者忌用。

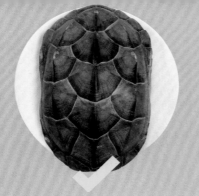

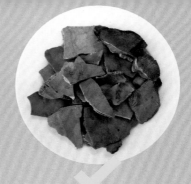

龟甲   醋龟甲

选购秘笈 将乌龟杀死，取其背甲与腹甲，刮净筋肉，称为"血甲"；若将乌龟用热水烫死，取背甲与腹甲，去净筋肉晒干，为"烫甲"。习惯认为血甲质量较佳。以血甲块大、完整、洁净、无腐肉者为佳品。龟甲常见的伪品是巴西龟甲，巴西龟甲的腹甲上有黑色圆点，而龟甲具紫褐色放射状纹理。

家用妙方

经验方 1：滋补肝肾，清火明目

乌龟 1 只，玉米须 120 克。

将乌龟洗净去内脏、头、爪，与洗净的玉米须同放锅内加水，小火煮至乌龟肉烂熟，加适量调料即成。饮汤吃肉。适用于老年糖尿病患者属肝肾阴虚型。脾胃虚寒者忌服。

经验方 2：补脾肾，去湿浊

龟甲 15 ~ 18 克，黄芪 12 ~ 18 克，淮山药 15 克，薏苡仁 15 克。将龟甲洗净，放入砂锅中，加适量水，用武火煮沸后，改用文火煎煮 1 小时后，加入洗净的黄芪、山药、薏苡仁，再用武火煎沸后，改用文火煎煮 30 分钟，滤取药汁。将药渣加适量水，煎煮约 25 分钟，滤取药汁，合并滤液。每日1 剂，分早、晚空腹温服。适用于脾肾两虚所致的浮肿、腰痛腰酸等。孕妇及外感邪气未解者忌服。

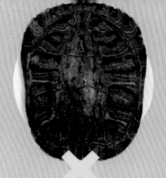

龟甲非正品——巴西龟甲

食疗养生

乌龟百合红枣汤
养血安神

乌龟 1 只（250 克左右），百合 30 克，大枣 10 枚，冰糖适量。

　　将乌龟洗净，去除内脏，砍成小块。乌龟块先用清水煮一阵，再放进百合、大枣继续熬煮，直至龟肉烂熟，药物煮透为度。最后添加少量冰糖炖化即成，食肉喝汤。辅助治疗神经衰弱。龟肉不宜与猪肉、苋菜、瓜等同食。

山药薏米煮龟汤
滋阴养血，补中渗湿

乌龟 1 只（约 500 克），山药 30 克，薏苡仁 15 克，陈皮 3 克，盐、味精适量。

　　将乌龟洗净，去除内脏、头、足，然后将龟甲砍碎。先将砍碎的龟甲煮至半熟，再加山药、薏苡仁、陈皮煮熟。最后放入盐和味精调味，食肉喝汤。适用于肝硬化腹水证属肝肾阴虚兼脾虚不运者，症见腹胀满如囊裹水，食欲不振，纳呆，乏力，腰膝酸软，肢体浮肿，小便不利等。宜低盐食用。

鳖甲

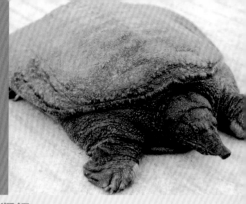

《本草纲目》记载：「除老疟疟母，阴毒腹痛，劳复，食复，斑痘烦喘，妇人经脉不通，产难，产后阴脱，丈夫阴疮，石淋，敛溃痈。」

【性味归经】咸，微寒。归肝、肾经。

功能主治 滋阴潜阳，退热除蒸，软坚散结。用于阴虚发热，骨蒸劳热，阴虚阳亢，头晕目眩，虚风内动，手足瘛疭，经闭，癥瘕，久疟疟母。

炮制方法 鳖甲：置蒸锅内，沸水蒸 45 分钟，取出，放入热水中，立即用硬刷除去皮肉，洗净，干燥。

醋鳖甲：取洁净河砂置炒制容器内，用武火加热至滑利状态时，投入净鳖甲，不断翻动，炒至表面淡黄色，取出，醋淬，干燥。用时捣碎。

用法用量 用醋制品，9~24 克，先煎。生鳖甲长于滋阴清热、息风，用于阴虚潮热、手足抽动；醋鳖甲长于软坚散结，用于癥瘕、闭经。

使用注意 鳖甲适用于肝硬化、肝脾肿大、再生障碍性贫血、肺结核、胃下垂等病证。脾胃虚寒、食少便溏者忌用。

选购秘笈 鳖甲为鳖的背甲入药，两侧各有肋骨 8 条，伸出边缘。质坚硬，气微腥，味淡。以块大、无残肉、无腥味者为佳品。鳖甲在药店和药房出售的为醋制品，为打碎的小块状，在小块的一侧常带有突出的肋骨。

家用妙方

经验方：补益肝肾，利水消肿

冬瓜 1 个，甲鱼 1 只，鲜山药 150 克，白果 21 枚。

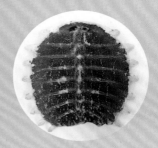

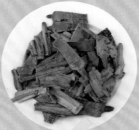

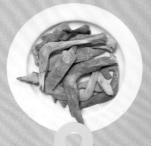

| 鳖甲 | 优质醋鳖甲 | 一般鳖甲 |

将甲鱼、山药切成块，白果剥皮，放入冬瓜之内，加水煮熟。分早、晚服用。适用于肝肾阴亏，消瘦，潮热盗汗，五心烦热，咽干不适，心悸烦躁，及肾病后期水肿患者。湿热留连而致的实热患者不宜用。

食疗养生

山药甲鱼汤
滋补肝肾，平衡阴阳

甲鱼块700克，山药130克，姜片45克，枸杞子20克。料酒20毫升，盐4克，鸡粉2克。

将山药洗净去皮，切片。锅中注入适量清水烧开，倒入甲鱼块，淋料酒拌匀，汆去血水后捞出，沥干水分。砂锅中注入适量清水烧开，放入枸杞子、姜片、甲鱼，淋入料酒，大火烧开后转小火炖20分钟。放入山药拌匀，用小火炖10分钟至熟透，加盐、鸡粉调味。将炖好的甲鱼汤盛出，装入汤碗中即可。本汤可使人体阴阳恢复到相对平衡的状态，是日常养生的佳品。脾胃阳衰、食少便溏者及孕妇忌用。

收涩药

性效　收涩药味多酸涩，性多温平，长于固涩收敛，分别具有止汗、敛肺止咳、涩肠止泻、固精缩尿、固崩止带等作用。

分类　根据收涩药的功效及其主治证可分为收敛止汗、敛肺涩肠、固精缩尿止带药三类，书中介绍了后两类。

1. **敛肺涩肠药**　药性多酸涩收敛，具有敛肺止咳、涩肠止泻作用，前者主治肺虚喘咳久治不愈或肺肾两虚、摄纳无力的虚喘证；后者主治脾虚或脾肾两虚所致的久泻、久痢等。如书中介绍的五味子、乌梅、肉豆蔻。

2. **固精缩尿止带药**　药性多酸涩，功能固精缩尿止带，主治肾气不固所致的遗精滑精、遗尿尿频、带下等。如书中介绍的山茱萸、覆盆子、金樱子、芡实。

凡以收敛固涩为主要功效，常用于治疗各种滑脱不禁证候的药物，称为收涩药。

　　滑脱证是指由于正气亏损、固摄无力而致机体精微物质外泄的病证。临床表现为自汗、盗汗、久泄、滑精、遗尿、带下等。

 使用注意

1.　表邪未解、湿热内蕴所致的汗出、泻痢、带下、血热出血以及郁热未清者，不宜单独用收涩药。

2.　收涩药重在治标，需与相应补益药配伍使用，才能标本兼顾。

3.　在以祛邪为主的方剂中使用时，要注意避免"闭门留寇"。

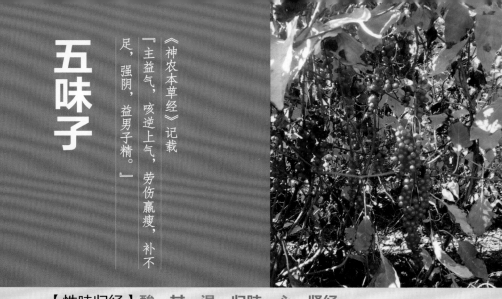

五味子

【性味归经】酸、甘，温。归肺、心、肾经。

功能主治 收敛固涩，益气生津，补肾宁心。用于久嗽虚喘，梦遗滑精，遗尿尿频，久泻不止，自汗盗汗，津伤口渴，内热消渴，心悸失眠。

炮制方法 五味子：除去杂质，用时捣碎。

　　　　　　醋五味子：取净五味子，加醋拌匀、润透，置适宜的蒸制容器内，用蒸汽加热至黑色。取出，稍晾，干燥。用时捣碎。

用法用量 临床多用醋制品，水煎服，2~6克。生五味子偏于敛肺止咳；醋制后增强收涩作用。

使用注意 五味子适用于支气管炎、哮喘属肺虚或肺肾两虚者；慢性腹泻属脾肾虚寒者；糖尿病属气阴两虚者。表邪未解、内有实热、咳嗽初起、麻疹初发者忌服。

选购秘笈 五味子分"南五味子"和"北五味子"，传统认为北五味子质量佳，选购时一定要分清是哪种五味子。北五味以粒大、肉厚、色泽红润、气味浓、具有油润光泽者为佳。炮制后的五味子表面乌黑色，油润，稍有光泽。

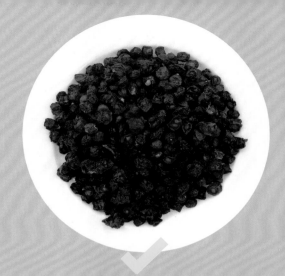

优质五味子

家用妙方

经验方 1：益气生津，敛阴止汗

人参 9 克，麦冬 9 克，五味子 6 克。

将以上药物置砂锅内，加适量清水浸泡 30 分钟，然后先武火后文火煮 40～50 分钟。滤取药汁，早、晚各服一次，约 200 毫升。用于气阴两亏，心悸气短，自汗。阳虚者忌用；孕妇慎用。

经验方 2：治小儿哮喘

五味子 10 克，甘草 10 克，干姜 6 克，细辛 2 克。

以上药物共研为细末，混匀后装入密封瓶备用。每次取粉末 3～6 克（按年龄酌定），用蜂蜜适量调成糊状，3 岁 2 匙，每日服 1 次，用开水送服。本方温肺散寒、收敛平喘，主要适用于小儿寒哮。其他类型的小儿哮喘不宜服用。

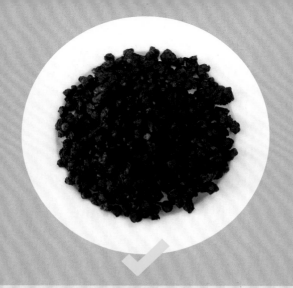

醋五味子

核桃枸杞五味子饮
缓解肾虚耳鸣

核桃仁20克，枸杞子8克，五味子4克。

　　将砂锅置于火上，注入适量清水，用大火烧开。倒入准备好的核桃仁，再放入洗净的枸杞子、五味子，搅拌均匀。盖上盖，用小火煮15分钟，至药材析出有效成分。揭开盖，放入冰糖，持续搅拌片刻，煮至冰糖溶化。把煮好的药汁盛出，装入碗中即可饮用。本食疗方益气滋肾，对肾虚引起的耳鸣有一定疗效。感冒咳嗽者忌服。

乌梅

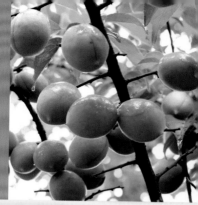

《本草纲目》记载：
「敛肺涩肠，治久嗽，泻痢，反胃噎膈，蛔厥吐利，消肿，涌痰，杀虫，解鱼毒、马汗毒、硫黄毒。」

【性味归经】酸、涩，平。归肝、脾、肺、大肠经。

功能主治 敛肺，涩肠，生津，安蛔。用于肺虚久咳，久泻久痢，虚热消渴，蛔厥呕吐、腹痛。

炮制方法 乌梅：除去杂质，洗净，干燥。

乌梅肉：取净乌梅，水润使软或蒸软，去核。

乌梅炭：取净乌梅，置热锅内，用武火 150～180℃炒至皮肉鼓起，表面焦黑色，喷淋清水少许，熄灭火星，取出，晾干。

用法用量 水煎服，6～12克。乌梅和乌梅肉长于生津止渴、敛肺止咳。乌梅炭涩性增强，长于涩肠止泻、固崩止血，用于久泻久痢、崩漏下血。

使用注意 乌梅适用于慢性结肠炎、慢性菌痢正气虚弱、久泻不止者，功能性子宫出血属冲任不固者，肺气肿、喘息型支气管炎、心源性哮喘属肺虚久咳者，及胆道蛔虫症。表邪未解、内有实热积滞者忌服。胃酸过多者慎服。

选购秘笈 乌梅以个大、肉厚、核小、外皮色乌黑、不破裂露核、柔润、味极酸者为佳。乌梅伪品较多，如以杏、李、桃进行加工染色冒充。区分正品与伪品的关键在核，正品乌梅的核表面有众多凹点，伪品不具备此特征。

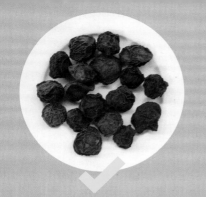

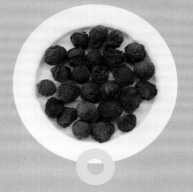

优质乌梅   一般乌梅

家用妙方

经验方 1：温中，祛蛔止痛

花椒 50 粒，乌梅 10 枚。

将花椒捣碎，与乌梅同用沸水冲泡，代茶饮用。适用于蛔虫性腹痛、胆道蛔虫病。

经验方 2：清热生津，止痢消食

生姜 10 克，乌梅肉 30 克，绿茶 6 克，红糖适量。

将生姜、乌梅肉切细，与绿茶共同放入保温杯中，以沸水冲泡，盖严浸润 30 分钟，再加入红糖搅匀即可。每天 3 次，温饮。适用于细菌性痢疾和阿米巴痢疾。感冒及有实热者忌服。

食疗养生

乌梅青菜粥
开胃消食

乌梅、山楂各 20 克，青菜 10 克，大米 100 克，冰糖 5 克。

大米洗净，浸泡；山楂、乌梅均洗净。青菜洗净切丝。锅置火上，注入清水，放入大米煮至七成熟。放入山楂、乌梅煮至粥将成，放入冰糖、青菜稍煮后调匀便可。适用于食欲不佳者。有表邪或实热积滞者不宜食用。

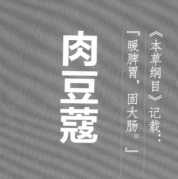
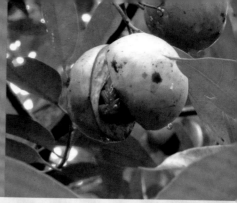

肉豆蔻

《本草纲目》记载：
「暖脾胃，固大肠。」

【性味归经】辛，温。归脾、胃、大肠经。

功能主治 温中行气，涩肠止泻。用于脾胃虚寒，久泻不止，脘腹胀痛，食少呕吐。

炮制方法 肉豆蔻：除去杂质，洗净，干燥。

麸煨肉豆蔻：取净肉豆蔻，加入麸皮，麸煨温度 150～160℃，约 15 分钟，至麸皮呈焦黄色，肉豆蔻呈棕褐色，表面有裂隙时取出，筛去麸皮，放凉。用时捣碎。

用法用量 临床多用煨制品，水煎服，3～10 克。生品有滑肠作用，煨制后增强温中止泻功能。

使用注意 肉豆蔻适用于急慢性胃炎、胃及十二指肠溃疡、胃肠神经官能症、溃疡性结肠炎、阿米巴痢疾、慢性菌痢属脾胃虚寒者。湿热泻痢及胃热疼痛者忌用；胆囊炎、胆结石患者慎用。孕妇忌用，围孕期妇女慎用。

选购秘笈 肉豆蔻质地坚硬，切面有棕黄色相杂的大理石花纹，富油性。气香浓烈，味辛。要选个大、体重、质坚实、油性足、破开后香气浓郁的来买。在产地加工时，为防虫蛀常浸入石灰水中 1 天，取出低温干燥。所以，有时外被白粉（石灰粉末）。

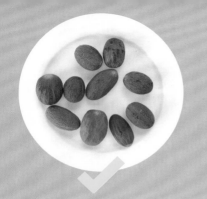

进口优质肉豆蔻

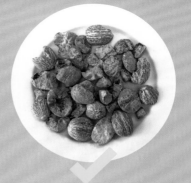

煨肉豆蔻

经验方：补肾阳，止泄泻

肉豆蔻、补骨脂各等份。

　　将肉豆蔻、补骨脂研为细末，用枣肉一起捣成膏状，做成梧桐子大小（类似水蜜丸）的丸，每次空腹服用 5 ~ 7 丸。适用于肾虚不能摄水造成的泄泻，症见泄泻多在黎明之前，腹部作痛，肠鸣即泻，泻后则安，形寒肢冷，腰膝酸软等。

肉豆蔻陈皮鲫鱼汤
阳虚腹泻

肉豆蔻、陈皮各适量，鲫鱼 1 条。葱段 15 克，盐、植物油各适量。

　　鲫鱼宰杀收拾干净，斩成两段后下入热油锅煎香；肉豆蔻、陈皮均洗净浮尘。锅置火上，倒入适量清水，放入鲫鱼，待水烧开后加入肉豆蔻、陈皮煲至汤汁呈乳白色。加入葱段继续熬煮 20 分钟，调入盐即可食用。本汤针对黎明前肠鸣、腹泻，泻后就会稍微缓解，而腹部和胃部经常觉得冷，并伴有疼痛感，且下肢经常会觉得冷。

山茱萸

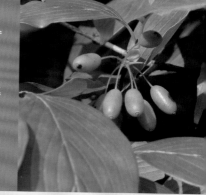

《名医别录》记载："肠胃风邪，寒热疝瘕，头风，风气去来，鼻塞，温中，下气，面疱，强阴，益精，安五脏，通九窍，止小便利，明目，强力。"

【性味归经】 酸、涩，微温。归肝、肾经。

功能主治 补益肝肾，收涩固脱。用于眩晕耳鸣，腰膝酸痛，阳痿遗精，遗尿尿频，崩漏带下，大汗虚脱，内热消渴。

炮制方法 山茱萸肉：除去杂质和残留果核。

酒山茱萸肉：取净山茱萸肉，加黄酒拌匀、润透，置适宜的蒸制容器内，用蒸汽加热至酒吸尽，取出，干燥。

用法用量 多用酒制品，水煎服，6~12克。生品补益肝肾，收敛固涩；酒制后增强了温通滋补之力。

使用注意 山茱萸适用于遗精、滑精、小便失禁、阳痿、崩漏属肝肾不足、下元不固者。湿热而至小便淋涩、便秘、实汗、血热妄行者忌服，胃溃疡、胃酸过多者忌大量久服。

选购秘笈 山茱萸生品表面紫红色，酒制品表面紫黑色；皱缩，有光泽。质地柔软。气微，味酸、涩、微苦。以身干、无核、皮肉肥厚、色黑油润者为佳。山茱萸必须将核去净，因为果核具有滑精作用。市场有用滇枣皮冒充山茱萸的现象，滇枣皮质地硬而脆，不柔软油润。

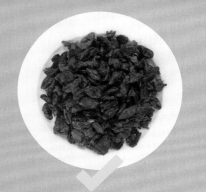

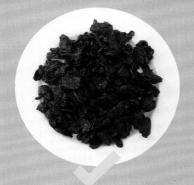

优质山茱萸   酒山茱萸

经验方：养阴，生血

鸡血藤 30 克，丹参 30 克，山茱萸 20 克，熟地黄 20 克，山药 20 克，茯苓 15 克，牡丹皮 15 克，泽泻 15 克，当归 10 克，赤芍 10 克。

　　将以上药物用清水洗净，放入砂锅中，加入适量清水略浸泡，然后分 2 次煎煮，合并 2 次滤液服用。每日 1 剂，分 3 次温服。适用于慢性再生障碍性贫血。

食疗养生

山萸肉粥
治甲亢

山茱萸 20 克，粳米 100 克，白糖适量。

　　将山茱萸肉洗净，备用；粳米淘洗干净，泡软。将山茱萸肉和粳米一起放入锅中，再加入适量清水，先大火后小火煮粥，待粥快熟时，加入白糖调味即可。本粥补益肝肾、滋阴敛汗，适用于心肝阴虚的甲亢患者，症见甲状腺肿或大或小，心悸易惊，五心烦热，情绪激动，失眠健忘，容易汗出，头晕目眩，两目干涩，手指抖动，或兼胸胁隐痛，形体日渐消瘦等。

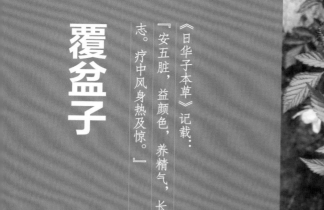
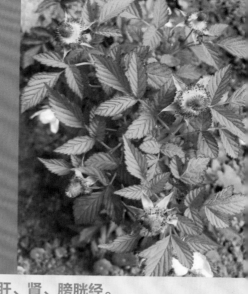

覆盆子

《日华子本草》记载：「安五脏，益颜色，养精气，长发，强志。疗中风身热及惊。」

【性味归经】甘、酸，温。归肝、肾、膀胱经。

功能主治 益肾固精缩尿，养肝明目。用于遗精滑精，遗尿尿频，阳痿早泄，目暗昏花。

采收加工 夏初果实由绿变绿黄时采收，除去梗、叶，置沸水中略烫或略蒸，取出，干燥。

用法用量 用生品，水煎服，6～12克。

使用注意 覆盆子适用于各种原因引起的遗精滑精、尿频遗尿、小便失禁、阳痿、不孕属肝肾不足者。肾虚有火、小便短赤者慎用。

选购秘笈 覆盆子为聚合果，由多数小核果聚合而成。以个大、饱满、粒整、结实、色灰绿、无杂质者为佳。常见伪品是悬钩子的果实，外形与覆盆子相似，但个头较小，灰棕色或深棕褐色，果实表面有短绒毛；闻着没有覆盆子的清香气。

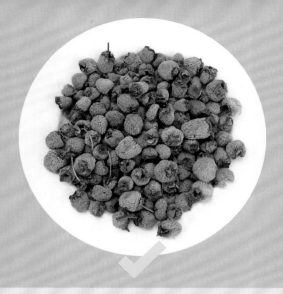

优质覆盆子

经验方 1：治不孕

制巴戟天 30 克，覆盆子 30 克，白术 15 克，人参 12 克，山药 15 克。

将以上药物洗净，放入砂锅中，加入适量清水浸泡，分 2 次煎煮，第 1 次煎煮约 40 分钟，第 2 次煎煮约 30 分，合并滤液约 400 毫升。每日 1 剂，分 2 次服用。本方健脾益肾，适用于胸满少食之不孕。妇人素性恬淡，饮食少则平和，多则难受，或作呕泄，胸膈胀满，久不受孕，是为脾胃虚寒。

经验方 2：补虚培元，固摄止遗

丁香 1 份，肉桂 2 份，益智仁 4 份，覆盆子 4 份。

以上 4 味药共研细末，过 200 目筛后，装入密封瓶备用。每次取 3 克药粉，以适量姜汁调和成药饼，其直径为 2 厘米、厚 0.5 厘米，置于医用胶布上，敷于脐部，每晚 1 次，次晨除去。适用于属虚证的小儿遗尿。本方法简便无痛苦，容易被小儿接受。

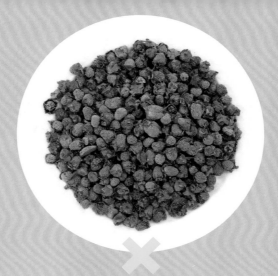

质差覆盆子

五子鸡汤
补肾固精，强筋添髓

菟丝子 30 克，枸杞子 30 克，覆盆子 20 克，车前子 15 克，五味子 10 克。子公鸡 1 只，料酒、食盐、姜、葱、胡椒粉、上汤各适量。

先将子公鸡除去内脏，洗净，备用；将五子（菟丝子、枸杞子、覆盆子、车前子、五味子）洗净，一同放入纱布袋内，扎紧口；姜拍松、葱切段。然后将子公鸡、药袋、葱、姜料酒一同放入砂锅内，加入上汤，先用武火烧沸，再用文火炖煮 2 小时，加食盐调味即成。每日 2 次，佐餐食用，饮汤食肉。适用于肾阳亏虚所致的筋骨痿软，阳痿梦遗；女子子宫虚寒之不孕症。

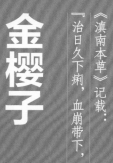

金樱子

《滇南本草》记载：『治日久下痢，血崩带下，涩精遗泄。』

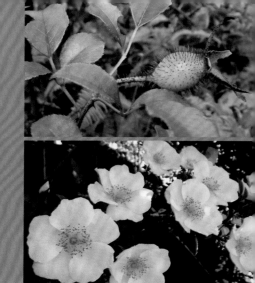

【性味归经】酸、甘、涩，平。归肾、膀胱、大肠经。

功能主治 固精缩尿，固崩止带，涩肠止泻。用于遗精滑精，遗尿尿频，崩漏带下，久泻久痢。

炮制方法 金樱子肉：取净金樱子，略浸，润透，纵切两瓣，除去毛、核，干燥。

用法用量 用生品，水煎服，6～12克。

使用注意 金樱子适用于遗精、滑精、宫颈炎、阴道炎、盆腔炎、慢性结肠炎等证属脾肾亏虚、下元不固者。有实火、邪火者不宜使用。小便不利、癃闭者忌用。胃溃疡者不宜大剂量服用。

选购秘笈 金樱子为花托发育而成的假果，呈倒卵形纵剖瓣。表面红黄色或红棕色，有突起的棕色小点。顶端有花萼残基，下部渐尖。花托内面淡黄色，残存淡黄色绒毛。气微，味甘、微涩。以个大、肥实、色红黄者为佳。

家用妙方

经验方：补肾固精

金樱子 1500 克，炼蜜适量。

　　将金樱子捣碎，放入锅中，加适量水煎煮 3 次，去渣取

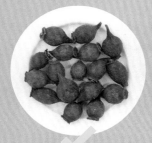
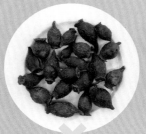
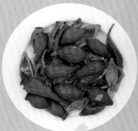

优质金樱子　　　　　　　质差金樱子　　　　　　　金樱子肉

汁，合并 3 次所得药液。药液放入锅中，加热浓缩至稠汁
状，再加入炼蜜，收炼成膏，装入密封瓶内，即可服用。每
日临睡前服用 1 匙，开水冲服。适用于遗精、早泄。

食疗养生

金樱子鲫鱼汤
滋阴补肾

鲫鱼 400 克，金樱子 20 克，
姜片、葱花各少许。料酒 10
毫升，盐、鸡粉、胡椒粉各
3 克，开水、食用油各适量。

　　锅中放入食用油烧热，放入处理干净的鲫鱼，煎出焦香
味，再煎约 3 分钟至其呈焦黄色。放入姜片，淋入料酒，加入
适量开水。再放入金樱子、盐、鸡粉，拌匀调味，用小火焖煮
约 10 分钟，至食材熟透。放入胡椒粉，搅匀，关火后盛出撒上
葱花即可。本汤对尿频、遗尿、肾虚滑精等均有一定的辅助治
疗功效。感冒发热、糖尿病、便秘以及实火邪热者，不宜食用。

芡实

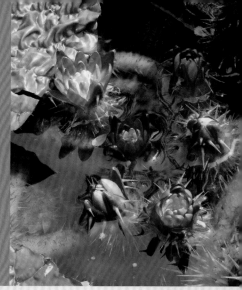

《本草纲目》记载：「止渴益肾，治小便不禁，遗精白浊带下。」

【性味归经】 甘、涩，平。归脾、肾经。

功能主治 益肾固精，补脾止泻，除湿止带。用于遗精滑精，遗尿尿频，脾虚久泻，白浊，带下。

炮制方法 芡实：除去杂质。

麸炒芡实：取麸皮，撒入热锅内，待冒烟时，加入净芡实，迅速翻动，用中火炒至断面微黄色，取出，筛去麸皮，晾凉。

用法用量 水煎服，9~15克。生芡实补脾肾兼祛湿，用于遗精、带下、白浊兼湿者尤宜。炒芡实补脾和固涩力增强，适用于脾虚泄泻、精关不固证。

使用注意 芡实可用于神经衰弱、前列腺炎、精囊炎等引起的遗精、遗尿，急慢性肠炎、细菌性痢疾等所致的腹泻，宫颈炎、阴道炎等所致的带下日久不愈等。需注意以下几点：❶ 湿热所致之遗精白浊、尿频、带下、泻痢者忌用；❷ 外感前后、疟疾疳痔、气郁痞胀、溺赤便秘、食不运化者忌用；❸ 产后恶露不尽者忌用。

选购秘笈 芡实呈类球形，多为破粒。表面有棕红色或红褐色内种皮，一端黄白色，有凹点状的种脐痕，除去内种皮显白色。质

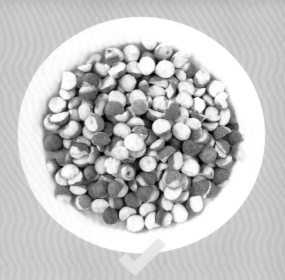

优质芡实

较硬，断面白色，粉性。气微，味淡。以粒完整、饱满、断面白色、粉性足、无碎末者为佳。常见伪品是破碎草珠子和高粱，二者表面均为白色，无棕红色种皮。另外，破碎草珠子有棕黑色点状种脐，高粱有深褐色点状种脐。

家用妙方

经验方 1：补肾缩尿

芡实 10 克，金樱子 6 克，菟丝子 6 克，车前子 6 克。

　　将以上四味药洗净，放入砂锅，加适量水煎煮，去渣取汁。每日 1 剂，分早、晚 2 次服用。适用于下焦虚寒之小儿遗尿，症见睡中遗尿，一夜发生 1~2 次，或多次，醒后方觉，兼面色淡白，智力迟钝，腰膝酸软，小便清长而频数，甚则肢冷恶寒等。

经验方 2：治妇人带下

山药 30 克，芡实 30 克，黄柏 6 克，车前子 3 克，白果 10 枚（打碎）。

　　将以上药物洗净，放入砂锅，加适量水煎煮，取汁服用。每日 1 剂，分 2 次服用。本方健脾、清热、祛湿，适用

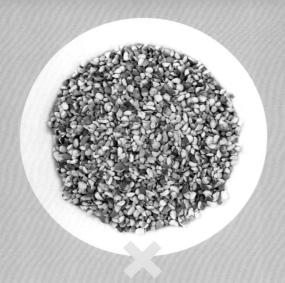

于湿毒蕴结之带下病，症见带下而色黄者，宛如黄茶浓汁，其气腥秽，小腹疼痛，腰骶酸痛，口苦咽干，小便短赤等。

食疗养生

黄芪芡实红枣粥
子宫脱垂

生黄芪 30 克，升麻 10 克，芡实 30 克，大枣 15 克，糯米 100 克。

将生黄芪、升麻洗净、晒干，一同放入纱布袋，备用。将芡实、大枣、糯米一起放入砂锅中，加入黄芪、升麻药袋及适量水煨煮 30 分钟，取出药袋，继续用小火煨煮至稀黏粥即成。分早、晚 2 次服用。本粥补中益气、升提固脱，适用于气虚下陷引起的子宫脱垂，症见阴中有物突出，小腹下坠，每因立久或过劳而加剧，面色少华，倦怠乏力，少气懒言，小便频数，带下量多，色白质稀等。

参考文献

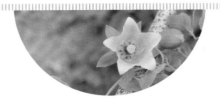

[1] 国家药典委员会.中华人民共和国药典.第一部.北京：中国医药科技出版社，2015.

[2] 北京市药品监督管理局.北京市中药饮片炮制规范.北京：化学工业出版社，2010.

[3] 金世元.金世元中药材传统鉴别经验.北京：中国中医药出版社，2010.

[4] 高天爱.最新中药材真伪图鉴.山西：山西科学技术出版社，2012.

[5] 张冰.临床中药学.北京：中国中医药出版社，2012.

[6] 臧俊岐.《黄帝内经》中的对症食养方.江西：江西科学技术出版社，2014.

[7] 臧俊岐.《本草纲目》中的对症食养方.江西：江西科学技术出版社，2014.

[8] 王德顺.药在食中——食物药用大众宝典.北京：清华大学出版社，2004.

[9] 罗兴洪.药食本草.北京：中国医药科技出版社，2007.

[10] 张兴儒.新编老年病及养生偏方验方全书.上海：上海科学技术文献出版社，2008.

[11] 庞颖 . 补益中药选购秘笈与家庭进补 . 北京：人民军医出版社，
2011.

[12] 中国食品药品检定研究院、广东省食品药品检验所 . 中国中药材
真伪鉴别图典 . 广东：广东科技出版社，2011.

[13] 胡璘媛，林亚明 . 国医特效方治百病 . 北京：化学工业出版社，
2010.

[14] 程爵棠，程功文 . 单方验方治百病 . 北京：人民军医出版社，
2009.

[15] 高思华 . 中国药汤谱 . 北京：科学技术文献出版社，1999.

[16] 周文泉 . 中国药膳辩证治疗学 . 北京：人民卫生出版社，2002.

[17] 施杞，夏翔 . 中国食疗大全 . 上海：上海科学技术出版社，2002.

[18] 李秀美 . 中国药膳精选 . 第 2 版 . 北京：人民军医出版社，2009.

[19] 南京中医药大学 . 中药大辞典 . 第 2 版 . 上海：上海科学技术出
版社，2006.

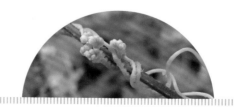

52检